BLUE ZONE DIÄT 2024

110 Köstliche Rezepte Eat to Live, der Weg zur Langlebigkeit, Ihr praktischer Leitfaden für ein Gesundes Leben

KLARLOCK

HAFTUNGSAUSSCHLUSS

Ziel dieses Buches ist es, nützliches und informatives Material zu den in der Veröffentlichung behandelten Themen bereitzustellen. Der Verkauf erfolgt unter der Voraussetzung, dass der Autor und der Herausgeber keine persönlichen medizinischen, gesundheitlichen oder anderen professionellen Dienstleistungen im Zusammenhang mit dem Buch erbringen. Der Leser sollte seinen Arzt, Gesundheitsdienstleister oder eine andere kompetente Fachkraft konsultieren, bevor er die Vorschläge in diesem Buch übernimmt oder Schlussfolgerungen zieht. Der Autor und der Herausgeber lehnen ausdrücklich jede Verantwortung für jegliche Haftung, Verluste oder Risiken persönlicher oder sonstiger Art ab, die sich direkt oder indirekt aus der Nutzung und Anwendung der Inhalte dieses Buches ergeben.

NOTIZ

Wenn wir in diesem Buch von einer „Tasse" als Maßeinheit für Zutaten sprechen, meinen wir die Verwendung einer normalen Küchentasse mit einem Fassungsvermögen von etwa 2 Millilitern. Um die richtigen Mengen an Zutaten zu erhalten, ist es wichtig, einen Messbecher zu verwenden. Wenn Sie keinen Messbecher haben, können Sie einen Messbecher mit Skala verwenden und dabei darauf achten, dass die angegebenen Proportionen korrekt eingehalten werden. Hier sind einige Beispiele: 1 Tasse Mehl 100 gr. 1 Tasse Reis 200 gr. 1 Tasse Quinoa 200 g. Es wird empfohlen, die trockenen Zutaten in der Tasse mit einem Spatel oder einer Messerklinge auszugleichen, um eine genaue Messung zu erhalten. Bei flüssigen Zutaten empfiehlt es sich, den Becher bis zum Rand zu füllen, ohne zu quetschen oder Lücken zu hinterlassen.

REZEPTE ERSTEN GÄNGE

REZEPTE ZWEITEN GÄNGE

EINFÜHRUNG WILLKOMMEN IN DER BLAUEN ZONE

Willkommen in der Blue Zone Diät 2024. In einer Zeit, in der das Streben nach Wohlbefinden und Langlebigkeit für viele zur Priorität geworden ist, präsentiert sich die Blue Zone-Diät als Leitfaden für ein längeres, gesünderes und glücklicheres Leben. Die Blaue Zone, ein vom Journalisten Dan Buettner geprägter Begriff, bezeichnet die Regionen der Welt, in denen Menschen länger und gesünder leben als der Rest der Weltbevölkerung. Zu diesen „Blauen Zonen" gehören Orte wie Okinawa in Japan, Ikaria in Griechenland und Nicoya in Costa Rica, wo Langlebigkeit eine Norm und keine Ausnahme ist. Doch was macht diese Regionen so besonders? Die Antwort liegt in einer Kombination von Faktoren, darunter Ernährung, Lebensstil, Genetik und soziales Umfeld. Und Ernährung ist eines der Schlüsselelemente, die die Bevölkerung der Blauen Zone auszeichnen.

Im Laufe der Jahre haben Wissenschaftler die Essgewohnheiten dieser Gemeinschaften sorgfältig untersucht und gemeinsame Muster identifiziert, die Langlebigkeit und Gesundheit fördern. Basierend auf den neuesten wissenschaftlichen Erkenntnissen und dem Fachwissen von Experten aus den Bereichen Ernährung und Gesundheit bietet dieses Buch den Lesern einen umfassenden Leitfaden für die Einführung eines von der Blauen Zone inspirierten Lebensstils, der nicht nur eine längere Lebenserwartung, sondern auch eine bessere Lebensqualität fördert. Durch eine Kombination aus Theorie und Praxis werden wir die Grundprinzipien der Blue Zone-Diät erforschen, praktische Ratschläge zur Planung von Mahlzeiten geben, köstliche Rezepte zubereiten und auf dem Weg zu Gesundheit und Langlebigkeit motiviert bleiben.

Darüber hinaus untersuchen wir die vielfältigen gesundheitlichen Vorteile der Einführung des Blue-Zone-Lebensstils, von mehr Energie und Vitalität bis hin zur Verringerung des Risikos chronischer Krankheiten. Aber die Blue Zone-Diät geht über die einfache Ernährung hinaus: Sie umfasst auch andere grundlegende Aspekte des Lebensstils, wie körperliche Aktivität, Stressbewältigung und soziale Kontakte. Daher werden wir uns im gesamten Buch auch mit diesen Themen befassen und den Lesern einen umfassenden und integrierten Überblick darüber bieten, wie sie den Lebensstil der Blue Zone im Jahr 2024 und darüber hinaus am besten umsetzen können. Wir freuen uns, diese Reise zu einem gesünderen, längeren und glücklicheren Leben mit Ihnen zu teilen. Machen Sie sich bereit, die Geheimnisse der langlebigsten Bevölkerungsgruppen der Welt zu erkunden und Ihr Leben mit der Blue Zone-Diät 2024 zu verändern

ENTDECKEN SIE DIE BLAUE ZONE

Die Blauen Zonen sind fünf Regionen der Welt, in denen Menschen ein außergewöhnlich langes und gesundes Leben führen. Diese Regionen sind: Sardinien, Italien: Sardinien ist die Heimat einer der höchsten Raten an Hundertjährigen weltweit. Es wird angenommen, dass die Langlebigkeit der Sarden auf einer Kombination von Faktoren beruht, darunter ihrer mediterranen Ernährung, ihrem aktiven Lebensstil und starken sozialen Bindungen. Sardinien, Italien Okinawa, Japan: Okinawa ist eine japanische Insel, die für ihre hohe Konzentration an Hundertjährigen bekannt ist. Die okinawanische Ernährung ist reich an Fisch, Gemüse und Hülsenfrüchten und soll zu ihrer Langlebigkeit beitragen. Nicoya-Halbinsel, Costa Rica: Die Nicoya-Halbinsel ist eine weitere Region mit einer hohen Rate an Hundertjährigen. Es wird angenommen, dass die Langlebigkeit der Costa-Ricaner auf eine Kombination von Faktoren zurückzuführen ist, darunter Ernährung, aktiver Lebensstil und niedriges Stressniveau. Loma Linda, Kalifornien: Loma Linda ist eine Stadt in Kalifornien, in der eine große Gemeinschaft von Siebenten-Tags-Adventisten lebt. Siebenten-Tags-Adventisten sind für ihren gesunden Lebensstil bekannt, zu dem vegetarische Ernährung, regelmäßige Bewegung und Nichtrauchen gehören. Ikaria, Griechenland: Ikaria ist eine griechische Insel, die für ihre hohe Zahl an Hundertjährigen bekannt ist. Es wird angenommen, dass die Langlebigkeit der Ikarianer auf eine Kombination von Faktoren zurückzuführen ist, darunter ihre mediterrane Ernährung, ihren aktiven Lebensstil und ihre starken sozialen Bindungen. Forscher haben die Bewohner der Blauen Zonen untersucht, um zu versuchen, die Geheimnisse ihrer Langlebigkeit zu verstehen. Sie fanden heraus, dass Blue Zoner eine Reihe gemeinsamer Gewohnheiten haben, die zu ihrer Gesundheit und Langlebigkeit beitragen, darunter: Ernährung: Blue Zoner ernähren sich pflanzlich, reich an Obst, Gemüse, Hülsenfrüchten und Vollkornprodukten. Auch Fleisch und Fisch essen sie in Maßen. Bewegung: Die Bewohner der Blue Zone treiben regelmäßig Sport, oft als Teil ihres täglichen Lebens. Soziales Engagement: Die Bewohner der Blue Zone haben starke soziale Bindungen zu Familie und Freunden. Stressbewältigung: Blue Zoner haben gesunde Möglichkeiten, mit Stress umzugehen, wie zum Beispiel Meditation und Yoga. Sinn fürs Leben: Blue Zoner haben einen starken Sinn für das Leben. Wenn Sie daran interessiert sind, ein längeres, gesünderes Leben zu führen, können Sie einige der Gewohnheiten der Blue Zoner übernehmen: sich gesund ernähren, regelmäßig Sport treiben, starke soziale Beziehungen pflegen, mit Stress umgehen und einen Sinn im Leben finden helfen Ihnen, ein längeres und erfüllteres Leben zu führen.

WAS IST DIE BLAUE ZONE

Die „Blaue Zone" ist ein vom Journalisten Dan Buettner geprägter Begriff, der Regionen der Welt bezeichnet, in denen Menschen länger und gesünder leben als der Rest der Weltbevölkerung. Zu diesen Gebieten gehören Orte wie Okinawa in Japan, Ikaria in Griechenland und Nicoya in Costa Rica, wo Langlebigkeit die Norm und nicht die Ausnahme ist. Langlebigkeitsregionen oder Blaue Zonen zeichnen sich durch eine Reihe von Faktoren aus, die Langlebigkeit und Gesundheit fördern, darunter eine Ernährung reich an nahrhaften Lebensmitteln, ein aktiver Lebensstil, ein starkes Gemeinschaftsgefühl und starke soziale Verbindungen sowie Stressbewältigung und eine positive Einstellung Denkweise.

Zu den Ernährungsgeheimnissen der Hundertjährigen in den Blauen Zonen gehört eine große Vielfalt an pflanzlichen Nahrungsmitteln wie Obst, Gemüse, Hülsenfrüchte und Vollkornprodukte mit einem moderaten Verzehr von tierischen Proteinen und gesunden Fetten. Diese Bevölkerungsgruppen ernähren sich in der Regel reich an Antioxidantien, Vitaminen und Mineralstoffen und achten dabei besonders auf Mäßigung und Ausgewogenheit der Mahlzeiten. Darüber hinaus praktizieren sie häufig intermittierendes Fasten und wenden Ernährungspraktiken an, die die Verdauungs- und Stoffwechselgesundheit fördern und so zu ihrer Langlebigkeit und Vitalität beitragen.

VORTEILE EINER BLUE-ZONE-DIÄT

„Es ist kein Geheimnis, dass mehr Pflanzen der richtige Weg sind, und alle blauen Zonen legen Wert auf eine pflanzliche Ernährung." Der Wechsel zu einer Diät in der blauen Zone kann die folgenden Vorteile haben: Langlebigkeit Es wurde vermutet, dass Menschen in der blauen Zone lange leben gesundes Leben (bis 90 und 10). Verbesserung der geistigen Gesundheit Natürlich kann sich Ihre Ernährung auf Ihre körperliche Gesundheit auswirken, aber auch auf Ihre Stimmung und Ihr geistiges Wohlbefinden. Das bedeutet, wie die Blue Zone-Diät zeigt: Je mehr hochwertige Vollwertkost, desto besser.

DIE REGIONEN DER LANGLEBIGKEIT

Die Blauen Zonen sind fünf Gebiete auf der Welt, in denen es eine außergewöhnliche Konzentration von Hundertjährigen gibt, also Menschen, die älter als 100 Jahre sind. Diese Bereiche sind:

Ogliastra, Sardinien, Italien: Ogliastra liegt im Herzen Sardiniens und ist berühmt für seine mediterrane Ernährung, die reich an Obst, Gemüse, Hülsenfrüchten, Vollkornprodukten und Fisch ist. Die Bewohner der Gegend sind außerdem sehr körperlich aktiv und haben ein starkes Gemeinschaftsgefühl.

Okinawa, Japan: Okinawa ist ein Inselarchipel südlich von Japan. Die Okinawaner ernähren sich traditionell aus fermentierten pflanzlichen Lebensmitteln, Fisch und Algen. Sie treiben auch regelmäßig körperliche Aktivitäten wie Tai Chi und Gartenarbeit.

Loma Linda, Kalifornien, USA: Loma Linda ist eine kalifornische Stadt, in der eine große Gemeinschaft von Siebenten-Tags-Adventisten lebt. Siebenten-Tags-Adventisten sind bekannt für ihre vegetarische Ernährung, ihren Verzicht auf das Rauchen und ihren Schwerpunkt auf Bewegung und Ruhe.

Nicoya-Halbinsel, Costa Rica: Die Nicoya-Halbinsel liegt an der Westküste Costa Ricas. Die Bewohner der Halbinsel ernähren sich reich an Bohnen, Reis und Obst. Sie sind außerdem sehr körperlich aktiv und leben in einer ruhigen und entspannten Umgebung.

Ikaria, Griechenland: Ikaria ist eine griechische Insel in der Ägäis. Die Einwohner von Ikaria ernähren sich ähnlich wie Ogliastra mediterran. Sie sind auch dafür bekannt, in Maßen Rotwein zu trinken und ein stressfreies Leben zu führen.

Forscher, die die Blauen Zonen untersuchen, haben herausgefunden, dass mehrere Faktoren zur Langlebigkeit der Bewohner dieser Gebiete beitragen, darunter:

Ernährung: Die Ernährung der Bevölkerung der Blauen Zonen ist reich an Obst, Gemüse, Hülsenfrüchten, Vollkornprodukten und Fisch. Diese Lebensmittel sind reich an Nährstoffen, die für eine gute Gesundheit wichtig sind und zum Schutz vor chronischen Krankheiten beitragen können.

Körperliche Aktivität: Bewohner der Blauen Zone sind im Allgemeinen sehr körperlich aktiv. Sie betätigen sich regelmäßig körperlich, sowohl im Rahmen ihrer täglichen Arbeit als auch in ihrer Freizeit.

Gemeinschaftsgefühl: Die Bewohner der Blue Zone genießen ein starkes Gemeinschaftsgefühl.

Stressmanagement: Die Bewohner der Blue Zone haben gesunde Mechanismen zur Stressbewältigung entwickelt. Sie praktizieren Entspannungstechniken wie Meditation und Yoga und verbringen Zeit in der Natur.

Ausreichender Schlaf: Die Bewohner der Blue Zone schlafen durchschnittlich 7-8 Stunden pro Nacht. Ausreichender Schlaf ist wichtig für die körperliche und geistige Gesundheit.

Wenn Sie an einem längeren und gesünderen Leben interessiert sind, können Sie einige der Prinzipien des Blue Zones-Lebensstils übernehmen. Ernähren Sie sich reich an Obst, Gemüse, Hülsenfrüchten und Vollkornprodukten. Machen Sie regelmäßig körperliche Aktivität. Kultivieren Sie ein Gemeinschaftsgefühl in Ihrem Leben. Stress auf gesunde Weise bewältigen. Und stellen Sie sicher, dass Sie ausreichend Schlaf bekommen. Wenn Sie diese Tipps befolgen, können Sie Ihre Chancen auf ein langes, gesundes und glückliches Leben erhöhen.

DIE GEHEIMNISSE DER ERNÄHRUNG HUNDERTJÄHRIGER BEVÖLKERUNG

Die Blauen Zonen sind fünf Regionen der Welt, in denen Menschen ein außergewöhnlich langes und gesundes Leben führen. Diese Orte haben die Aufmerksamkeit von Forschern erregt, die Faktoren untersuchen, die zur Langlebigkeit beitragen. Die Ernährung spielt eine grundlegende Rolle für die Gesundheit und Langlebigkeit der Bewohner der Blauen Zonen. Ihre Ernährung zeichnet sich durch einige Schlüsselelemente aus:

1. Fülle pflanzlicher Lebensmittel:

Obst, Gemüse, Hülsenfrüchte und Vollkornprodukte bilden die Grundlage der Ernährung der Hundertjährigen. Diese Lebensmittel sind reich an Ballaststoffen, Vitaminen, Mineralien und Antioxidantien, die für eine gute Gesundheit unerlässlich sind und zum Schutz vor chronischen Krankheiten beitragen können.

2. Moderater Proteinkonsum:

Protein ist wichtig für die Gesundheit, aber die Bewohner der Blue Zone konsumieren es in Maßen. Zu ihren bevorzugten Proteinquellen gehören Hülsenfrüchte, Fisch, Eier und Milchprodukte.

3. Gesunde Fette:

Die Bewohner der Blue Zone konsumieren gesunde Fette aus Quellen wie Oliven, Nüssen, Avocados und Fisch. Diese Fette können dazu beitragen, die Herzgesundheit zu verbessern und das Risiko chronischer Erkrankungen zu verringern.

4. Begrenzung von raffiniertem Zucker und Getreide:

Die Bewohner der Blauen Zone konsumieren begrenzte Mengen an raffiniertem Zucker und Getreide. Diese Lebensmittel können das Risiko für Fettleibigkeit, Diabetes und Herzerkrankungen erhöhen.

5. Ausreichende Flüssigkeitszufuhr:

Wasser ist für die Gesundheit unerlässlich und die Bewohner der Blue Zone trinken den ganzen Tag über reichlich Wasser.

Zusätzlich zu diesen Schlüsselelementen ist die Ernährung hundertjähriger Bevölkerungsgruppen häufig gekennzeichnet durch:

Frische, saisonale Lebensmittel: Blue Zoner essen frische, saisonale Lebensmittel, die reich an Nährstoffen sind.

Hausmannskost: Die meisten Blue Zoner bereiten ihre Mahlzeiten zu Hause zu und haben so die Kontrolle über die Zutaten und die Kochmethode.

Langsame, achtsame Mahlzeiten: Blue Zoner genießen ihre Mahlzeiten langsam und achtsam, was zur Verbesserung der Verdauung und Nährstoffaufnahme beitragen kann.

Gemeinschaftsgefühl: Mahlzeiten sind oft eine Gelegenheit, sich mit Familie und Freunden zu treffen, was ein Zugehörigkeitsgefühl und soziale Unterstützung vermitteln kann.

Indem Sie die Ernährungsgrundsätze der Hundertjährigen befolgen, können Sie Ihre Gesundheit verbessern und Ihre Chancen auf ein langes, gesundes Leben erhöhen.

Denken Sie daran, dass die Ernährung nur ein Faktor ist, der zur Langlebigkeit beiträgt. Weitere wichtige Faktoren sind körperliche Aktivität, Stressbewältigung, ausreichend Schlaf und eine positive Einstellung.

Mit ein wenig Aufwand und Hingabe können Sie einige der Ernährungsprinzipien von Blue Zones in Ihr Leben übernehmen und von den Vorteilen für Ihre Gesundheit und Ihr Wohlbefinden profitieren.

DIE GRUNDPRINZIPIEN DER BLUE ZONE-DIÄT

Die Blue Zone-Diät ist von den Essgewohnheiten der Menschen inspiriert, die in den Blue Zones leben, fünf Regionen der Welt mit der höchsten Konzentration an Hundertjährigen. Diese Prinzipien basieren auf einer Ernährung, die reich an pflanzlichen Lebensmitteln ist, wenig gesättigte Fette und zugesetzten Zucker enthält und kalorienmäßig moderat ist. Hier sind die Grundprinzipien der Blue Zone-Diät: 1. Schwerpunkt auf pflanzlichen Lebensmitteln: Obst und Gemüse: Sie sollten die Grundlage Ihrer Ernährung bilden.

Hülsenfrüchte: Linsen, Bohnen und Kichererbsen sind hervorragende Quellen für pflanzliches Eiweiß, Ballaststoffe und Mineralien. Vollkornprodukte: Wählen Sie Vollkornprodukte wie braunen Reis, Quinoa und Hafer anstelle von raffiniertem Getreide.

Nüsse und Samen: Sie sind eine gute Quelle für gesunde Fette, Proteine und Ballaststoffe.

2. Mageres Protein: Verbrauchen Sie mäßige Mengen an magerem Protein aus Quellen wie Fisch, Geflügel, Hülsenfrüchten und fettarmen Milchprodukten. Begrenzen Sie rotes und verarbeitetes Fleisch.

3. Gesunde Fette: Wählen Sie gesunde Fette wie Olivenöl, Avocados, Nüsse und Samen. Begrenzen Sie gesättigte Fettsäuren und Transfette. 4. Begrenzen Sie zugesetzten Zucker: Reduzieren Sie den Konsum von raffiniertem Zucker, Sirup und künstlichen Süßungsmitteln. Wählen Sie frisches Obst und Gemüse als natürliche Süßequelle. 5. Kalorienmäßigung: Essen Sie, bis Sie satt sind, aber vermeiden Sie Essattacken. Achten Sie auf die Portionsgrößen, um ein gesundes Körpergewicht zu erhalten. Weitere wichtige Tipps: Viel Wasser trinken: Es ist wichtig, den ganzen Tag über ausreichend Flüssigkeit zu sich zu nehmen. Kochen zu Hause: Beim Kochen zu Hause haben Sie die Kontrolle über die Zutaten

und die Kochmethode. Essen Sie langsam und achtsam: Nehmen Sie sich Zeit, Ihr Essen zu genießen und jeden Bissen zu genießen. Treiben Sie regelmäßig Sport: Körperliche Aktivität ist wichtig für Ihre allgemeine Gesundheit und kann Ihnen helfen, länger zu leben. Stress bewältigen: Chronischer Stress kann sich negativ auf Ihre Gesundheit auswirken. Finden Sie gesunde Wege, um mit Stress umzugehen, wie zum Beispiel Meditation oder Yoga. Gönnen Sie sich ausreichend Schlaf: Ausreichend Schlaf ist wichtig für die körperliche und geistige Gesundheit. Wenn Sie diese Grundprinzipien befolgen, können Sie Ihre Gesundheit verbessern und Ihre Chancen auf ein langes, gesundes Leben erhöhen. Denken Sie daran, dass es sich bei der Blue-Zone-Diät nicht um eine strenge Diät, sondern um einen Lebensstil handelt. Es geht darum, gesunde Lebensmittel zu wählen und Gewohnheiten anzunehmen, die ein langes Leben und Wohlbefinden fördern.

DIE WISSENSCHAFTLICHE GRUNDLAGE DER BLAUEN ZONE DIÄT

Die Blue Zone-Diät basiert auf jahrzehntelanger wissenschaftlicher Forschung, die die Vorteile einer pflanzlichen, nährstoffreichen und kalorienarmen Ernährung für Gesundheit und Langlebigkeit belegt. Hier sind einige der wichtigsten wissenschaftlichen Beweise, die die Blue Zone-Diät unterstützen:

1. Reduziertes Risiko chronischer Erkrankungen: Herzerkrankungen: Die Blue-Zone-Diät ist mit einem geringeren Risiko für Herzerkrankungen verbunden, die weltweit häufigste Todesursache. Dies ist dem hohen Verzehr von Obst, Gemüse, Hülsenfrüchten und Vollkornprodukten zu verdanken, die reich an Ballaststoffen, Vitaminen, Mineralien und Antioxidantien sind, die dazu beitragen können, den Blutdruck, LDL („schlechtes") Cholesterin und das Herzinfarktrisiko zu senken.

Schlaganfall: Die Blue Zone-Diät ist auch mit einem geringeren Schlaganfallrisiko verbunden. Dies ist auf den hohen Verzehr von Obst, Gemüse und Fisch zurückzuführen, die reich an Nährstoffen sind, die die Durchblutung verbessern und das Risiko von Blutgerinnseln verringern können.

Typ-2-Diabetes: Die Blue-Zone-Diät kann helfen, Typ-2-Diabetes zu verhindern oder zu behandeln. Dies ist auf den hohen Verzehr von Ballaststoffen und den geringen Verzehr von zugesetztem Zucker zurückzuführen, der zur Regulierung des Blutzuckerspiegels beiträgt.

Krebs: Einige Untersuchungen deuten darauf hin, dass die Blue-Zone-Diät dazu beitragen kann, das Risiko für bestimmte Krebsarten wie Darmkrebs und Brustkrebs zu verringern. Dies ist dem hohen Verzehr von Obst, Gemüse, Hülsenfrüchten und Vollkornprodukten zu verdanken, die reich an Pflanzenstoffen mit antitumoralen Eigenschaften sind.

2. Erhöhte Langlebigkeit:

Studien zu Blue Zones: In Blue Zones durchgeführte Studien haben gezeigt, dass die Bewohner dieser Regionen eine längere durchschnittliche Lebenserwartung haben als der globale Durchschnitt. Dies wurde teilweise auf ihre Ernährung zurückgeführt, die reich an pflanzlichen Lebensmitteln und wenig gesättigten Fetten und zugesetztem Zucker ist. Forschung zu bestimmten Lebensmitteln: Einige Untersuchungen deuten darauf hin, dass der Verzehr bestimmter Lebensmittel wie Obst, Gemüse, Hülsenfrüchte und Nüsse mit einem geringeren Sterberisiko und einer längeren Lebenserwartung verbunden sein kann.

3. Verbesserte psychische Gesundheit:

Ernährung und Stimmung: Einige Untersuchungen deuten darauf hin, dass eine gesunde Ernährung die Stimmung verbessern und das Risiko einer Depression verringern kann.

Dies ist dem hohen Verzehr von Obst, Gemüse und Fisch zu verdanken, die reich an Nährstoffen sind, die die Produktion von Neurotransmittern im Gehirn positiv beeinflussen können. Ernährung und kognitive Funktion: Einige Untersuchungen deuten darauf hin, dass eine gesunde Ernährung dazu beitragen kann, die kognitive Funktion zu verbessern und das Risiko eines kognitiven Verfalls und einer Demenz zu verringern. Dies ist dem hohen Verzehr von Obst, Gemüse, Hülsenfrüchten und Vollkornprodukten zu verdanken, die reich an Nährstoffen sind, die für die Gesundheit des Gehirns wichtig sind.

Es ist wichtig hervorzuheben, dass die Blue Zone-Diät nur ein Faktor ist, der zu Gesundheit und Langlebigkeit beiträgt. Weitere wichtige Faktoren sind körperliche Aktivität, Stressbewältigung, ausreichend Schlaf und eine positive Einstellung.

MAKRONÄHRSTOFFE AUSGLEICHEN

Die Blue Zone-Diät legt Wert auf eine pflanzliche, nährstoffreiche und kalorienarme Ernährung, anstatt speziell auf Makronährstoffe (Kohlenhydrate, Proteine, Fette) zu zählen. Der Ausgleich der Makronährstoffe kann jedoch dennoch hilfreich sein, um das Sättigungsgefühl zu steigern und den Körper mit der Energie zu versorgen, die er benötigt. Hier sind einige Überlegungen zum Ausgleich von Makronährstoffen innerhalb der Blue Zone-Diät: 1. Schwerpunkt auf komplexen Kohlenhydraten: Die Blue Zone-Diät konzentriert sich auf Obst, Gemüse, Hülsenfrüchte und Vollkornprodukte. Diese Lebensmittel sind von Natur aus reich an komplexen Kohlenhydraten, die langsam Energie freisetzen und dabei helfen, den Blutzuckerspiegel stabil zu halten. Versuchen Sie, die meisten Ihrer Kohlenhydrate aus vollwertigen pflanzlichen

Quellen zu sich zu nehmen, anstatt aus raffinierten Quellen wie Weißbrot, weißen Nudeln und weißem Reis. 2. Mäßiges Protein: Die Blue Zone-Diät fördert die Aufnahme magerer Proteinquellen wie Fisch, Geflügel, Hülsenfrüchte und fettarme Milchprodukte. Die Menge an Protein, die Sie benötigen, hängt von verschiedenen Faktoren wie Alter, Geschlecht, Aktivitätsniveau und Gesundheitszielen ab. Im Allgemeinen benötigt der durchschnittliche Mensch etwa 0,8 Gramm Protein pro Pfund Körpergewicht und Tag. 3. Gesunde Fette: Die Blue Zone-Diät fördert die Aufnahme gesunder Fette aus Olivenöl, Avocado, Nüssen und Samen. Diese Fette sind wichtig für die Gesundheit des Herzens, des Gehirns und für die Aufnahme einiger fettlöslicher Vitamine. Eine einfache Möglichkeit, die Makronährstoffe bei der Blue Zone-Diät auszugleichen, besteht darin, dem Plan für gesunde Ernährung zu folgen: Halbieren Sie Ihren Teller: Füllen Sie die Hälfte Ihres Tellers mit Obst und Gemüse. Viertel Ihres Tellers:

Füllen Sie ein Viertel Ihres Tellers mit Vollkornprodukten wie braunem Reis, Quinoa oder Hafer. Viertel Ihres Tellers: Füllen Sie das letzte Viertel Ihres Tellers mit magerem Eiweiß oder gesunden Fetten. Diese Methode hilft Ihnen auf natürliche Weise dabei, den Großteil Ihrer Kohlenhydrate aus pflanzlichen Quellen zu sich zu nehmen und moderate Mengen an Proteinen und gesunden Fetten zu enthalten. Außerdem: Essen Sie, bis Sie satt sind, aber vermeiden Sie Essattacken. Es besteht keine Notwendigkeit, Kalorien strikt zu zählen: Die Blue Zone-Diät konzentriert sich auf eine gesunde Ernährung und nicht auf eine Kalorieneinschränkung. Konsultieren Sie einen Ernährungsberater: Wenn Sie Bedenken haben oder einen individuellen Plan benötigen, wenden Sie sich an einen registrierten Ernährungsberater, der Ihnen dabei helfen kann, die Makronährstoffe entsprechend Ihren individuellen Bedürfnissen auszugleichen.

UMSETZEN SIE DEN BLUE ZONE LIFESTYLE

Die Einführung des Blue Zone-Lebensstils geht über die reine Ernährung hinaus. Es geht darum, Gewohnheiten zu integrieren, die Langlebigkeit und allgemeines Wohlbefinden fördern. Hier sind einige Schritte, um den Blue Zone-Lebensstil in Ihr tägliches Leben zu integrieren: 1. Leistung: Befolgen Sie die Prinzipien der Blue Zone-Diät: Erhöhen Sie Ihren Verzehr von Obst, Gemüse, Hülsenfrüchten und Vollkornprodukten. Schließen Sie magere Proteinquellen wie Fisch, Geflügel, Hülsenfrüchte und fettarme Milchprodukte ein. Wählen Sie gesunde Fette aus Olivenöl, Avocado, Nüssen und Samen. Begrenzen Sie zugesetzten Zucker, raffiniertes Getreide und rotes Fleisch. Planen Sie Ihre wöchentlichen Mahlzeiten und bereiten Sie die Mahlzeiten im Voraus vor, um eine bessere Einhaltung zu gewährleisten.

2. Körperliche Aktivität:

Seien Sie jeden Tag aktiv: Sie müssen keinem Fitnessstudio beitreten. Wandern, Radfahren, Schwimmen, Tanzen oder Gartenarbeit sind tolle Aktivitäten. Streben Sie an den meisten Tagen der Woche mindestens 30 Minuten mäßige körperliche Aktivität an. Finden Sie eine Aktivität, die Ihnen Spaß macht und die Sie in Ihren Alltag integrieren können. 3. Sinn im Leben: Es ist von entscheidender Bedeutung, ein Gefühl für Sinn und Zweck im Leben zu haben. Finden Sie etwas, das Ihnen am Herzen liegt und das Sie dazu motiviert, jeden Morgen aufzustehen. Es kann ein Job sein, den Sie lieben, ein kreatives Hobby oder eine ehrenamtliche Tätigkeit. Ziele und Pläne für die Zukunft können Ihnen helfen, motiviert und positiv zu bleiben. 4. Stress bewältigen: Finden Sie gesunde Wege, um mit Stress umzugehen, wie zum Beispiel Meditation, Yoga, Tai Chi oder verbringen Sie einfach Zeit in der Natur. Lernen Sie, bei Bedarf Nein zu sagen und Aufgaben zu delegieren, wenn möglich. Atemübungen und Entspannungstechniken können Ihnen helfen, den Alltagsstress zu bewältigen. 5. Gemeinschaftsgefühl: Die Pflege positiver, starker Beziehungen ist wichtig für Gesundheit und Wohlbefinden. Verbringen Sie Zeit mit Familie und Freunden, die Sie unterstützen und Ihnen ein gutes Gefühl geben. Engagieren Sie sich in Ihrer Community. Das Gefühl, Teil von etwas zu sein, das größer ist als man selbst, kann zu einem längeren und glücklicheren Leben beitragen. 6. Ausreichend Schlaf: Versuchen Sie, 7 bis 8 Stunden pro Nacht zu schlafen. Schaffen Sie eine regelmäßige und entspannende Schlafroutine. Vermeiden Sie helle Bildschirme und anregende Aktivitäten vor dem Schlafengehen. 7. Langfristiges Engagement: Die Übernahme des Blue Zone-Lebensstils ist eine langfristige Verpflichtung. Erwarten Sie keine sofortigen Ergebnisse. Konzentrieren Sie sich darauf, kleine, nachhaltige Änderungen an Ihrem Tagesablauf vorzunehmen. Feiern Sie Ihre Erfolge und lassen Sie sich von Fehltritten nicht entmutigen. Denken Sie daran, dass jede kleine positive Veränderung zu Ihrer langfristigen Gesundheit und Langlebigkeit beiträgt.

Außerdem: Bei der Umsetzung des Blue-Zone-Lebensstils geht es nicht darum, perfekt zu werden. Es geht darum, jeden Tag positive Entscheidungen für Ihre Gesundheit und Ihr Wohlbefinden zu treffen. Mit ein wenig harter Arbeit und Hingabe können Sie ein längeres, gesünderes und glücklicheres Leben führen.

SCHLUSSFOLGERUNGEN – DIE ZUKUNFT DER BLAUEN ZONE-DIÄT

Die Blue Zone-Diät basiert auf soliden wissenschaftlichen Grundlagen und bietet einen praktischen und realistischen Ansatz für ein längeres, gesünderes Leben. Hier sind einige der Gründe, warum die Blue Zone-Diät erhalten bleibt: Sie basiert auf vollwertigen, nährstoffreichen Lebensmitteln: Die Blue Zone-Diät legt Wert auf den Verzehr von Obst, Gemüse, Hülsenfrüchten, Vollkornprodukten und magerem Eiweiß, alles Lebensmittel, die reich an für die Gesundheit wichtigen Nährstoffen sind. Fördert einen gesunden Lebensstil: Zusätzlich zur Ernährung fördert die Blue Zone-Diät regelmäßige körperliche Aktivität, Stressbewältigung, ausreichend Schlaf und die Pflege positiver sozialer Beziehungen, die alle zu Langlebigkeit und allgemeinem Wohlbefinden beitragen. Sie ist flexibel und anpassungsfähig: Die Blue Zone Diät ist keine starre Diät, sondern ein flexibler Ratgeber, der sich an individuelle Bedürfnisse und Vorlieben anpassen lässt. Es ist köstlich und angenehm: Es gibt unzählige köstliche und nahrhafte Rezepte, die den Prinzipien der Blue Zone-Diät entsprechen. Es wird durch wissenschaftliche Beweise gestützt: Die Blue Zone-Diät wird durch eine wachsende Zahl wissenschaftlicher Forschungen gestützt, die ihre gesundheitlichen Vorteile und ihre Langlebigkeit belegen. Da die Forschung zur Blue-Zone-Diät voranschreitet und immer mehr Menschen ihre Prinzipien übernehmen, werden ihre Auswirkungen auf die öffentliche Gesundheit wahrscheinlich zunehmen. Die Blue-Zone-Diät hat das Potenzial, das Auftreten chronischer Krankheiten zu reduzieren, die Lebensqualität zu verbessern und die Lebenserwartung weltweit zu erhöhen. Zusätzlich zu ihrer individuellen Anwendung kann die Blue-Zone-Diät auch zur Information über Richtlinien und Interventionen auf Bevölkerungsebene genutzt werden. Die Förderung pflanzlicher Ernährung, die Förderung körperlicher Aktivität und die Schaffung von Umgebungen, die Sozialisierung und Stressbewältigung fördern, können sich positiv auf die Gesundheit und das Wohlbefinden ganzer Gemeinschaften auswirken. Letztendlich ist die Zukunft der Blue Zone-Diät rosig. Mit ihrem Schwerpunkt auf Vollwertkost, einem gesunden Lebensstil und dem Streben nach Wohlbefinden bietet die Blue Zone-Diät einen vielversprechenden Weg zu einem längeren, gesünderen und glücklicheren Leben für alle. Darüber hinaus sind hier einige weitere Punkte zu berücksichtigen: Laufende Forschung: Die Forschung zur Blue-Zone-Diät entwickelt sich ständig weiter und es werden immer mehr gesundheitliche Vorteile entdeckt. Neue Technologien: Neue Technologien können genutzt werden, um die Blue Zone-Diät zugänglicher und personalisierter zu machen. Aufklärung und Bewusstsein: Es ist wichtig, das Bewusstsein

ABSCHLIESSENDE TIPPS FÜR EINEN GESUNDEN UND LANGLEBIGEN LEBENSSTIL

Abschließende Ratschläge für einen gesunden und langlebigen Lebensstil

Die Einführung eines gesunden und langlebigen Lebensstils ist keine unmögliche Aufgabe. Es geht darum, jeden Tag bewusste, positive Entscheidungen zu treffen. Hier sind einige abschließende Tipps, die Ihnen den Einstieg erleichtern sollen:

1. Beginnen Sie mit kleinen Schritten: Sie müssen Ihr Leben nicht über Nacht auf den Kopf stellen. Beginnen Sie mit kleinen Änderungen, die Sie im Laufe der Zeit beibehalten können. Sie können beispielsweise damit beginnen, Ihrer Ernährung mehr Obst und Gemüse hinzuzufügen, einen täglichen Spaziergang zu machen oder täglich 10 Minuten der Meditation zu widmen.

2. Finden Sie Ihre Motivation: Was treibt Sie an, ein gesünderes und längeres Leben führen zu wollen? Ein klares Ziel kann Ihnen helfen, langfristig motiviert zu bleiben.

3. Erkennen Sie die Vorteile: Nehmen Sie sich Zeit, um mehr über die Vorteile eines gesunden Lebensstils zu erfahren. Dies wird Ihnen helfen, sich auf Ihre Ziele zu konzentrieren und Herausforderungen zu meistern, denen Sie auf dem Weg begegnen könnten.

4. Lassen Sie sich von Fehltritten nicht entmutigen: Jeder macht Fehler. Wenn Sie scheitern, geben Sie nicht auf. Beginnen Sie einfach dort, wo Sie aufgehört haben.

5. Finden Sie Unterstützung: Umgeben Sie sich mit Menschen, die Sie auf Ihrem Weg zu einem gesunden Lebensstil unterstützen. Dazu können Familie, Freunde, eine Selbsthilfegruppe oder ein Ernährungsberater gehören.

6. Hören Sie auf Ihren Körper: Achten Sie auf die Signale Ihres Körpers. Wenn Sie sich müde, gestresst oder erschöpft fühlen, nehmen Sie sich Zeit zum Ausruhen und Auftanken. 7. Viel Spaß! Ein gesunder Lebensstil muss nicht langweilig sein. Finden Sie Möglichkeiten, Spaß zu haben und gleichzeitig gesunde Entscheidungen zu treffen. Denken Sie daran, dass ein gesunder und langlebiger Lebensstil eine Reise und kein Ziel ist. Genießen Sie den Prozess und feiern Sie nebenbei Ihre Erfolge. Zusätzlich zu den oben genannten Tipps finden Sie hier einige Ressourcen, die Sie möglicherweise hilfreich finden: Mit ein wenig harter Arbeit und Hingabe können Sie ein längeres, gesünderes und glücklicheres Leben führen.

REZEPTE FÜR VORSPEISEN

WEISSER BOHNENSALAT MIT TOMATEN UND ZWIEBELN

Zubereitungszeit: 10 Minuten

Kochzeit: N/A

Dosierung für 4 Personen:

Zutaten:

Gekochte weiße Bohnen: 200 g

Tomate: 1 mittelgroß

Rote Zwiebel: 1/2

Olivenöl: 1 EL

Zitronensaft: 1 EL

Salz nach Geschmack

Nach Bedarf pfeffern

Vorbereitung:

Spülen Sie die gekochten weißen Bohnen unter fließendem Wasser ab. Die Tomate in Würfel schneiden und die rote Zwiebel in dünne Scheiben schneiden. In einer großen Schüssel die weißen Bohnen, Tomaten, roten Zwiebeln, Olivenöl, Zitronensaft, Salz und Pfeffer vermischen. Gut vermischen, um die Zutaten zu kombinieren. Den Salat sofort servieren oder bis zu 2 Tage im Kühlschrank aufbewahren.

TOMATEN-MOZZARELLA-SPIESSE

Zubereitungszeit: 5 Minuten

Kochzeit: N/A

Dosierung für 4 Personen:

Zutaten:

Tomate: 1 mittelgroß

Frischer Mozzarella: 1

Frisches Basilikum: 12 Blätter

Olivenöl: 1 EL

Salz nach Geschmack

Nach Bedarf pfeffern

Vorbereitung:

Tomate und Mozzarella in Würfel schneiden. Basilikumblätter waschen. Abwechselnd Tomaten, Mozzarella und Basilikumblätter auf einen Spieß stecken. Mit Olivenöl, Salz und Pfeffer beträufeln. Die Spieße sofort servieren.

HUMMUS MIT FRISCHEM GEMÜSE

Zubereitungszeit: 15 Minuten

Kochzeit: N/A

Dosierung für 4 Personen:

Zutaten:

Gekochte Kichererbsen: 400 g

Tahini: 1/4 Tasse

Zitronensaft: 1/4 Tasse

Knoblauch: 2 Zehen

Wasser: 1/4 Tasse

Olivenöl: 1/4 Tasse

Salz nach Geschmack

Nach Bedarf pfeffern

Frisches Gemüse: Karotten, Sellerie, Paprika (nach Geschmack)

Vorbereitung:

Spülen Sie die gekochten Kichererbsen unter fließendem Wasser ab. Kichererbsen, Tahini, Zitronensaft, Knoblauch, Wasser und Olivenöl in einer Küchenmaschine glatt und cremig mixen. Mit Salz und Pfeffer abschmecken. Servieren Sie den Hummus mit frischem, in Stifte geschnittenem Gemüse.

GEKOCHTE EIER MIT AVOCADO

Zubereitungszeit: 10 Minuten

Kochzeit: 10 Minuten

Dosierung für 4 Personen:

Zutaten:

Eier: 4

Avocado: 2

Salz nach Geschmack

Nach Bedarf pfeffern

Vorbereitung:

Kochen Sie die Eier 10 Minuten lang oder bis zum gewünschten Gargrad in kochendem Wasser. Die Eier schälen und halbieren. Schneiden Sie die Avocados in Scheiben. Die hartgekochten Eier mit Avocado, Salz und Pfeffer garnieren. Sofort servieren.

QUINOA-SALAT MIT GEGRILLTEM GEMÜSE

Zubereitungszeit: 20 Minuten

Kochzeit: 15 Minuten für Quinoa,

15–20 Minuten für gegrilltes Gemüse

Dosierung für 4 Personen:

Zutaten:

Quinoa: 1 Tasse

Wasser oder Gemüsebrühe: 2 Tassen

Zucchini: 1 mittelgroß

Aubergine: 1 mittelgroß

Roter Pfeffer: 1

Rote Zwiebel: 1

Olivenöl: 3 Esslöffel

Salz nach Geschmack

Nach Bedarf pfeffern

Vorbereitung:

Spülen Sie den Quinoa unter fließendem Wasser ab. In einem mittelgroßen Topf die Quinoa im Wasser oder in der Gemüsebrühe bei schwacher Hitze 15 Minuten lang kochen, oder bis die Flüssigkeit aufgesogen ist. In der Zwischenzeit Zucchini, Auberginen, Paprika und rote Zwiebeln in kleine Stücke schneiden. Das Olivenöl in einer Grillpfanne bei mittlerer bis hoher Hitze erhitzen. Das Gemüse unter gelegentlichem Wenden 15 bis 20 Minuten grillen, bis es weich und leicht verkohlt ist. Den gekochten Quinoa abgießen und etwas abkühlen lassen. In einer großen Schüssel das abgekühlte Quinoa, das gegrillte Gemüse, Salz und Pfeffer vermischen. Gut vermischen, um die Zutaten zu kombinieren. Den Salat sofort servieren.

KICHERERBSENSALAT MIT FENCHEL UND ORANGE

Zubereitungszeit: 15 Minuten

Kochzeit: N/A

Dosierung für 4 Personen:

Zutaten:

Gekochte Kichererbsen: 200 g

Fenchel: 1 mittelgroß

Orange: 1

Olivenöl: 1/4 Tasse

Zitronensaft: 2 Esslöffel

Balsamico-Essig: 1 EL

Salz nach Geschmack

Nach Bedarf pfeffern

Vorbereitung:

Spülen Sie die gekochten Kichererbsen unter fließendem Wasser ab. Den Fenchel in dünne Scheiben und die Orange in Segmente schneiden. In einer großen Schüssel Kichererbsen, Fenchel, Orange, Olivenöl, Zitronensaft, Balsamico-Essig, Salz und Pfeffer vermischen. Gut vermischen, um die Zutaten zu kombinieren. Den Salat sofort servieren oder bis zu 2 Tage im Kühlschrank aufbewahren.

MELONE MIT FETA UND MINZE

Zubereitungszeit: 10 Minuten

Kochzeit: N/A

Dosierung für 4 Personen:

Zutaten:

Melone: 1/2

Feta: 200 g

Frische Minze: 1/4 Tasse

Olivenöl: 1 EL

Salz nach Geschmack

Nach Bedarf pfeffern

Vorbereitung:

Die Melone in Scheiben schneiden, entkernen und schälen. Den Feta in Würfel schneiden. Die Minzblätter fein hacken. In einer Schüssel die geschnittene Melone, den gewürfelten Feta, die gehackte Minze, das Olivenöl, Salz und Pfeffer vermischen. Vorsichtig umrühren, um die Zutaten zu vermischen. Den Melonensalat mit Feta und Minze sofort servieren oder bis zu 2 Tage in den Kühlschrank stellen.

SCHINKEN-RICOTTA-BRÖTCHEN

Zubereitungszeit: 15 Minuten

Kochzeit: N/A

Dosierung für 4 Personen:

Zutaten:

Rohschinken: 8 Scheiben

Ricotta: 250 g

Gehackte frische Kräuter:

1/4 Tasse (Basilikum,

Petersilie, Schnittlauch)

Salz nach Geschmack

Nach Bedarf pfeffern

Vorbereitung:

In einer Schüssel den Ricotta mit den gehackten frischen Kräutern, Salz und Pfeffer vermischen. Die Rohschinkenscheiben auf einer Arbeitsfläche verteilen. Auf jede Schinkenscheibe einen Löffel der Ricotta-Mischung streichen. Die Schinkenscheiben zu Rollen formen. Die Rollen diagonal halbieren. Servieren Sie die Schinken-Ricotta-Brötchen sofort oder stellen Sie sie für bis zu 2 Tage in den Kühlschrank.

GEGRILLTES GEMÜSE MIT TZATZIKI SAUCE

Zubereitungszeit: 20 Minuten

Kochzeit: 15 Minuten

für das gegrillte Gemüse,

10 Minuten für die Tzatziki-Sauce

Dosierung für 4 Personen:

Zutaten:

Zucchini: 2 mittelgroß

Aubergine: 1 mittelgroß

Roter Pfeffer: 1

Rote Zwiebel: 1

Olivenöl: 3 Esslöffel

Salz nach Geschmack

Nach Bedarf pfeffern

Zutaten für die Tzatziki-Sauce:

Griechischer Joghurt: 200 g

Gurke: 1 mittelgroß

Knoblauch: 1 Zehe

Frischer Dill: 1/4 Tasse

Zitronensaft: 1 EL

Salz nach Geschmack

Nach Bedarf pfeffern

Vorbereitung:

Für das Grillgemüse: Zucchini, Auberginen, Paprika und rote Zwiebeln in kleine Stücke schneiden. Das Olivenöl in einer Grillpfanne bei mittlerer bis hoher Hitze erhitzen. Das Gemüse 15 Minuten lang grillen, dabei gelegentlich wenden, bis es weich und leicht verkohlt ist.

Das Grillgemüse abgießen und etwas abkühlen lassen. Für die Tzatziki-Sauce: In einer Schüssel griechischen Joghurt, geriebene Gurke, gehackten Knoblauch, gehackten frischen Dill, Zitronensaft, Salz und Pfeffer vermischen. Gut vermischen, um die Zutaten zu kombinieren. Decken Sie die Tzatziki-Sauce ab und stellen Sie sie vor dem Servieren mindestens 30 Minuten lang in den Kühlschrank. So stellen Sie das Gericht zusammen: Ordnen Sie das gegrillte Gemüse auf einem Servierteller an. Die Tzatziki-Sauce über das gegrillte Gemüse gießen. Sofort servieren.

CANAPÉS MIT AVOCADO- UND RÄUCHERTER LACHS

Zubereitungszeit: 10 Minuten

Kochzeit: N/A

Dosierung für 4 Personen:

Zutaten:

Vollkornbrot: 8 Scheiben

Avocado: 2 reif

Geräucherter Lachs: 200 g

Zitronensaft: 1/4 Tasse

Salz nach Geschmack

Nach Bedarf pfeffern

Vorbereitung:

Toasten Sie die Vollkornbrotscheiben. Die Avocados in einer Schüssel zerdrücken und mit Zitronensaft beträufeln, damit sie nicht schwarz werden. Jede Brotscheibe mit der gerösteten Avocado bestreichen. Den Räucherlachs auf den Avocado-Törtchen anrichten. Mit Salz und Pfeffer abschmecken. Servieren Sie die Avocado- und Räucherlachs-Canapés sofort.

GUACAMOLE

Schwierigkeit: Sehr einfach

Zubereitung: 20 Min

Dosierung für: 6 Personen

Niedrige Kosten

Zutaten

Avocado (2) 500 g

Weiße Zwiebeln (halbe) 35 g

Limettensaft 35 g

Koriander nach Geschmack

Kupfertomaten 1

Bis zu 1 Prise salzen

Vorbereitung

Um die Guacamole zuzubereiten, schälen und hacken Sie zuerst die Zwiebel 1, dann hacken Sie auch den Koriander 2. Teilen Sie die Avocado in zwei Hälften und entfernen Sie den Kern 3. Entfernen Sie das Fruchtfleisch mit Hilfe eines Löffels und gießen Sie es in einen Mörser 4. Fügen Sie den Limettensaft 5 hinzu und beginnen Sie mit dem Zerstampfen, bis Sie eine Creme 6 erhalten. Fügen Sie außerdem die gehackte Zwiebel 7 und den Koriander 8 hinzu und zerstoßen Sie sie erneut, um alles zu vermischen, und fügen Sie dann das Salz hinzu 9. Wenn Sie scharfes Essen mögen, können Sie dies jetzt tun Fügen Sie frische Chilischote oder ein paar Tropfen Tabasco hinzu. Zum Schluss schneiden Sie die Tomate in Würfel 10 und geben sie in die Sauce 11. Ihre Guacamole-Sauce ist servierfertig.

THUNFISCH-KARTOFFEL-FLEISCHBÄLLCHEN

Schwierigkeit: Einfach

Zubereitung: 25 Min

Kochen: 45 Min

Dosierungen für: 15 Stück

Zutaten

Abgetropfter natürlicher Thunfisch 110 g

Kartoffeln 650 g

Thymian nach Geschmack

Salbei nach Geschmack

Salz nach Geschmack

Schwarzer Pfeffer nach Geschmack

Zitronenschale 1

Zum Panieren und Braten

Eier 2

Semmelbrösel 150 g

Samenöl nach Geschmack

Vorbereitung

Um die Thunfisch-Kartoffel-Fleischbällchen zuzubereiten, kochen Sie die Kartoffeln zunächst etwa 40 Minuten lang in kaltem Wasser 1. Diese Zeit variiert je nach Größe der Kartoffeln. Um zu überprüfen, ob sie gar sind, stechen Sie sie gegebenenfalls mit einer Gabel ein Sie gehen leicht hinein, was bedeutet, dass sie gar sind. Lassen Sie sie nun abtropfen und schälen Sie sie; Dann in einer Schüssel mit dem entsprechenden Werkzeug zerstampfen 3. Abkühlen lassen und in der Zwischenzeit den gehackten Thymian und den Salbei 4 vorbereiten. Sobald die Kartoffeln nicht mehr heiß sind, den Thunfisch und die aromatischen gehackten 5 dazugeben und mit würzen Salz 6. Den Pfeffer 7 und die abgeriebene Schale einer Zitrone 8 dazugeben und alles vermischen

Mit einer Gabel 9 zerkleinern, bis eine gleichmäßige Masse entsteht. Zu diesem Zeitpunkt Fleischbällchen mit einem Gewicht von ca. 25 g zubereiten 10, dann zuerst in das geschlagene Ei 11 und dann in die Semmelbrösel 12 tauchen. In der Zwischenzeit, während die Fleischbällchen zubereitet werden, das Öl in eine Pfanne geben und erhitzen, bis die Temperatur 170 °C erreicht °. Sobald es heiß genug ist, tauchen Sie es nach und nach in ein paar Stücke hinein. 14. Die Thunfisch-Kartoffel-Fleischbällchen etwa 3 Minuten lang braten, dann mit einem Schaumlöffel abtropfen lassen und auf ein Blatt Bratpapier legen. 14. Fertig braten und servieren Ihre Fleischbällchen aus Thunfisch und kochenden Kartoffeln 15.

FRÜHLINGSROLLEN

Schwierigkeit: Einfach

Zubereitung: 30 Min

Kochen: 20 Min

Dosierungen für: 8 Stück

Durchschnittskosten

Zutaten

Blätter in Rolle (21,5 x 21,5 cm), 8 Blatt

Kohl) 300 g Karotten 60 g, weiße Zwiebeln 50 g

Reiswein 30 g, Erdnussöl nach Geschmack

Salz nach Geschmack

Weißer (oder schwarzer) Pfeffer nach Geschmack

Eiweiß nach Geschmack

Erdnusssamenöl

Vorbereitung

Um die Frühlingsrollen zuzubereiten, tauen Sie zunächst die fertigen Teigplatten auf und decken Sie sie mit einem leicht feuchten Tuch ab, damit sie nicht austrocknen. Den Kohl 1, die Zwiebeln 2 und die Karotten 3 schälen und in dünne Streifen schneiden. Den Wok bei starker Hitze erhitzen, dann das Pflanzenöl und die Zwiebeln 4 hineingießen. Einige Minuten braten, dann die Karotten und das hinzufügen Kohl 5. Mit Salz und Pfeffer würzen 6. Den Reiswein hinzufügen 7 und das Gemüse 4-5 Minuten anbraten: Es muss gar, aber noch knackig sein 8. Das Gemüse in ein Sieb geben, um überschüssige Flüssigkeiten zu entfernen, dann verteilen Mit Stäbchen ein wenig vermischen, um Farbe und Konsistenz besser zu erhalten 10.

Falten Sie die untere Ecke nach oben und rollen Sie sie ohne zu drücken, bis die Füllung bedeckt ist 11, falten Sie dann die Ecken an den Seiten zur Mitte hin 12. Rollen Sie die Rolle abschließend von unten nach oben auf 13 und verschließen Sie den Teig, indem Sie die Ränder leicht mit etwas Feuchtigkeit befeuchten Eiweiß 14, Sie können Ihre Finger oder einen Pinsel verwenden. Drücken Sie nicht zu fest, sonst könnte der Teig brechen. Gehen Sie auf diese Weise vor, um alle Rollen zu formen 15. Erhitzen Sie nun den Wok erneut und gießen Sie reichlich Samenöl ein 16, um ihn auf eine Temperatur von 180° zu bringen. Wenn das Öl heiß ist, reduzieren Sie die Hitze leicht und braten Sie einige Brötchen auf einmal 17, indem Sie sie auf beiden Seiten wenden 18. Wenn sie auf beiden Seiten goldbraun sind, lassen Sie die Brötchen abtropfen 19 und legen Sie sie auf Küchenpapier, um den Überschuss aufzusaugen Öl 20. Servieren Sie Ihre Frühlingsrollen noch heiß mit scharfer oder süß-saurer Soße!

VITELLO TONNATO

Schwierigkeit: Einfach

Zubereitung: 30 Min

Kochen: 55 Min

Dosierung für: 4 Personen

Kosten: Hoch

Zutaten

Kalbfleisch (rund oder quer) 800 g

Sellerie 1 Rippe, Karotten 1

Goldene Zwiebeln 1

Knoblauch 1 Zehe

Weißwein 250 g, Wasser 1,5l

Extra natives Olivenöl 3 Esslöffel

Schwarze Pfefferkörner nach Geschmack

Salz nach Geschmack

Für die Soße 2 Eier

Thunfisch in Öl, abgetropft 100 g

Sardellen in Öl 3 Filets

Gesalzene Kapern 5 g

Kapernfrüchte zum Verzieren nach
Geschmack

Fleischbrühe 150 g

Vorbereitung

Um das Kalbfleisch mit Thunfischsauce
zuzubereiten, reinigen Sie zunächst das
Gemüse, das zum Garen des Fleisches
verwendet wird. Waschen Sie sie, schälen Sie
dann die Karotte, putzen Sie sie und
schneiden Sie sie in kleine Stücke. Dann die
Enden des Selleries entfernen und ihn in
kleine Stücke schneiden. 1. Die Zwiebel
schälen und in 2 Teile teilen, den Knoblauch
putzen und im Ganzen servieren. Fahren Sie
mit der Reinigung des Fleisches fort und
entfernen Sie alle Knorpel- und Fettstränge.
2. Platzieren das Stück Silberseite 3 in einen
großen Topf geben. Das gehackte Gemüse
sowie 4 Knoblauch- und schwarze

Pfefferkörner hinzufügen. Gießen Sie den Weißwein (7) und dann das Wasser (8) ein, sodass alles bedeckt sein muss. Mit Salz würzen und dann das Öl hinzufügen. 9. Schalten Sie den Herd ein und warten Sie, bis es kocht. Entfernen Sie nach und nach den Schaum, der an die Oberfläche tritt. 10. Schließen Sie dann den Deckel, reduzieren Sie die Hitze leicht und lassen Sie das Fleisch etwa 40 bis 45 Minuten garen. Beachten Sie dabei, dass pro 500 g Fleisch etwa 30 Minuten Garzeit benötigt werden. Wichtig ist, dass die Kerntemperatur des Fleisches 65° nicht überschreitet, gemessen mit einem Küchenthermometer. Sobald das Fleischstück gar ist, lassen Sie es abtropfen 11 und lassen Sie es vollständig abkühlen 12. Filtern Sie dann die Brühe 13. Sie benötigen etwa 150 g Brühe. Bereiten Sie in der Zwischenzeit die hartgekochten Eier vor. In einem Topf mit reichlich kaltem Wasser,

Schalten Sie den Herd ein und zählen Sie ab dem Moment des Kochens 9 Minuten. Sobald sie ausgehärtet sind, abtropfen lassen und unter kaltem Wasser abspülen. Nach dem Abkühlen schälen und in 4 Teile schneiden 15. Die Eierstücke, den abgetropften Thunfisch 16, die in Öl eingelegten Sardellen 17 und die entsalzten Kapern in eine Schüssel geben und schließlich nach und nach die Brühe hinzufügen 19. Den Mixer verwenden eintauchen und bei Bedarf noch mehr Brühe hinzufügen. 20 mixen, bis eine glatte Creme 21 entsteht. Zu diesem Zeitpunkt muss das Fleisch vollständig kalt sein. Mit einem Messer mit glatter Klinge in dünne Scheiben schneiden 22. Die Scheiben auf einem Servierteller anrichten und die entstandene Sahne in die Mitte gießen 24. Zum Schluss mit den Kapernfrüchten dekorieren, einige ganz, andere halbiert und fertig ist Ihr Vitello mit Thunfischsauce.

JAKOBSMUSCHELN GRATINIERT

Schwierigkeit: Sehr einfach

Zubereitung: 15 Min

Kochen: 15 Min

Dosierung für: 4 Personen

Durchschnittskosten

Zutaten

Jakobsmuscheln 8, Geriebenes Brot 100 g

Schwarzer Pfeffer nach Geschmack

Salz nach Geschmack

Extra natives Olivenöl 40 g

Zitronenschale 1, Petersilie nach Geschmack

Thymian nach Geschmack

Majoran nach Geschmack

Vorbereitung

Um die Jakobsmuscheln zu gratinieren,

beginnen Sie mit den Semmelbröseln:
Nehmen Sie die Semmelbrösel und entfernen
Sie die Kruste (mit der entfernten Kruste
können Sie knusprige Croutons zubereiten);
Die Semmelbrösel in Würfel schneiden 1. In
einen Mixer geben, das Öl 2, Salz und Pfeffer
nach Geschmack 3 hinzufügen, die
aromatischen Kräuter, Petersilie, Majoran
und Thymian (4-5) hinzufügen und zum
Schluss die Zitronenschale abreiben 6. Mixen
und du wirst Mist 7 erhalten; Mit diesen
Dosierungen wird Ihre Panure an der
richtigen Stelle feucht, so dass das Ergebnis
schmackhaft ist und nicht zu trocken bleibt.
Nehmen Sie die Jakobsmuscheln und legen
Sie sie mit der Schale nach unten auf ein
Backblech, so dass die Jakobsmuscheln mit
der entstandenen Panüre gefüllt sind. 8.
Nach dem Verteilen im vorgeheizten
Umluftofen bei 190° etwa 15 Minuten oder
kurz garen einladende Kruste 9. Ihre
gratinierten Jakobsmuscheln sind
servierfertig!

SPINAT-RICOTTA -FLEISCHBÄLLCHEN

Schwierigkeit: Sehr einfach

Zubereitung: 25 Min

Kochen: 25 Min

Dosierungen für: 24 Stück

Niedrige Kosten

Zutaten

Bereits gereinigter Spinat 250 g

Kuhmilch-Ricotta 250 g

Parmesan 50 g reiben, Semmelbrösel 40 g

Extra natives Olivenöl 20 g

Knoblauch 1 Zehe, Salz nach Geschmack

Zum Panieren schwarzen Pfeffer nach Geschmack

1 Eier, Semmelbrösel nach Geschmack

Salz nach Geschmack, schwarzer Pfeffer
nach Geschmack

Vorbereitung

Um die Spinat- und Ricotta-Fleischbällchen
zuzubereiten, erhitzen Sie zunächst das Öl
zusammen mit einer ganzen Knoblauchzehe
1, tauchen Sie den zuvor gewaschenen Spinat
ein und lassen Sie ihn bei starker Hitze
brutzeln, 5–6 Minuten kochen und dabei
häufig umrühren 2, bis er vollständig weich
ist 3 Entfernen Sie den Knoblauch 4 und
geben Sie dann den Spinat zum Abtropfen in
ein Sieb, zerdrücken Sie ihn leicht mit einem
Spatel, um das überschüssige Wasser zu
entfernen, und lassen Sie ihn so abkühlen 5;
Sobald es kalt ist, mit einem Messer grob
hacken 6. Anschließend den Ricotta in eine
Schüssel gießen (wenn viel Wasser
vorhanden ist, zuerst abgießen) und mit dem
Löffel 7 vermischen, dann den Spinat
hinzufügen

und den geriebenen Käse 8, mit Salz und Pfeffer würzen und verkneten 9. Anschließend, um den Fleischbällchen mehr Konsistenz zu verleihen, die Semmelbrösel hinzufügen 10 und weiter kneten 11. Sobald der Teig fertig ist, können Sie mit dem Formen der Fleischbällchen beginnen. Nehmen Sie dann etwas Teig, etwa 20 Gramm, und formen Sie ihn mit Ihren Händen 12; Auf diese Weise erhalten Sie etwa 24–26 Fleischbällchen 13. Geben Sie diese dann nach und nach vorsichtig in eine kleine Schüssel, in der Sie das Ei zusammen mit Salz und Pfeffer verquirlt haben 14, und dann in eine andere kleine Schüssel, in der sich die Semmelbrösel befinden 15. Fahren Sie fort Auf diese Weise backen, bis alle fertig sind, und einzeln auf einem mit Backpapier ausgelegten Backblech anrichten (16-17). Die Spinat- und Ricotta-Fleischbällchen im vorgeheizten Backofen im statischen Modus bei 200° etwa 20 Minuten garen. Servieren Sie sie kochend heiß!

KNUSPRIGE KARTOFFEL PFANNKUCHEN

Schwierigkeit: Einfach

Zubereitung: 20 Min

Kochen: 20 Min

Dosierungen für: 20 Stück

Kosten: Sehr niedrig

Zutaten

Kartoffeln (groß) 4

00 Mehl 2 EL

Rosmarin 2 Zweige

Salz nach Geschmack

Schwarzer Pfeffer nach Geschmack

Olivenöl nach Geschmack

Vorbereitung

Waschen und schälen Sie die Kartoffeln, schneiden Sie sie dann in Streifen 1 (falls vorhanden, können Sie eine spezielle Reibe verwenden) und geben Sie sie in eine Schüssel. Geben Sie ein paar Esslöffel Mehl 2 zu den grob gehackten Rosmarinnadeln 3 und vermischen Sie die Zutaten. Den Pfeffer 4 und das Salz hinzufügen. Geben Sie ein paar Fingerspitzen Öl in eine Pfanne und lassen Sie sie auf 180° erhitzen. Nehmen Sie dann einen Löffel der Mischung, geben Sie sie in das heiße Öl und drücken Sie den Pfannkuchen mit den Zinken einer Gabel flach. Den Pfannkuchen von beiden Seiten anbraten 6 und dann das überschüssige Öl auf Küchenpapier abtropfen lassen. Die knusprigen Kartoffelpuffer noch heiß servieren.

SÜSS SAUERE ZWIEBELN

Schwierigkeit: Sehr einfach

Zubereitung: 5 Min

Kochen: 40 Min

Dosierungen für: 4 Personen, niedrige Kosten

Zutaten

Borettan-Zwiebeln 600 g

Apfelessig 40 g

Brauner Zucker 40 g, Butter 30 g

Wasser 15 g, Thymian 1 Zweig

Salz nach Geschmack

Schwarzer Pfeffer nach Geschmack

Vorbereitung

Um die süß-sauren Zwiebeln zuzubereiten, gießen Sie 1 braunen Zucker und 2 Wasser in einen Topf, schmelzen Sie den Zucker bei schwacher Hitze.

Mit einem Holzlöffel vermischen, dann die Butter hinzufügen 3. Wenn auch die Butter geschmolzen ist, fügen Sie die Zwiebeln hinzu, die Sie zuvor gewaschen 4, gesalzen 5 und gepfeffert haben. Bei mittlerer Hitze einige Minuten kochen lassen, dabei häufig umrühren, um sie gleichmäßig mit der Glasur zu bedecken 6. Nun den Essig hinzufügen 7. Den starken Geruch des Essigs verdunsten lassen, ohne dass die Flüssigkeit eintrocknet 8, dann den Thymian hinzufügen 9 Abdecken Mit einem Deckel bei mittlerer bis niedriger Hitze 30 Minuten kochen lassen, dabei gelegentlich 10 Minuten umrühren; Wenn sie austrocknen oder zu stark gefärbt sind, können Sie sie mit etwas Wasser anfeuchten. Überprüfen Sie nach dieser Zeit, ob die Zwiebeln weich sind 11; Wenn Sie eine butterartigere Konsistenz wünschen, können Sie weitere 10 Minuten weitergaren. Um die Glasur noch dicker zu machen, können Sie am Ende des Garvorgangs ein Stück kalte Butter hinzufügen. Ihre süß-sauren Zwiebeln sind fertig!

FISCHBÄLLE

Schwierigkeit: Einfach

Zubereitung: 30 Min

Kochen: 4 Min

Dosierungen für: 20 Stück

Durchschnittskosten

Zutaten

Kabeljaufilet 700 g,

Geriebenes Brot 100 g

Petersilie 1 Zweig, Thymian nach Geschmack

Eier (mittelgroß) 2, Knoblauch 1 Zehe

Salz nach Geschmack

Schwarzer Pfeffer nach Geschmack

80 g Parmesan reiben

00 Mehl nach Geschmack, Erdnussöl nach Geschmack

Vorbereitung

Um die Fischbällchen zuzubereiten, geben
Sie zunächst die Semmelbrösel in einen
Mixer 1, pürieren sie fein 2 und geben Sie
alles in eine Schüssel. Entfernen Sie mithilfe
einer Pinzette die Gräten von den
Kabeljaufilets und zerkleinern Sie sie einige
Sekunden lang im Mixer. 3. Mischen Sie den
gehackten Kabeljau mit dem Brot in einer
Schüssel. 4. Waschen Sie die Petersilie,
hacken Sie sie und geben Sie sie in die
Schüssel. 6 zusammen mit dem Thymian.
Mit dem zerdrückten Knoblauch 7 und dem
geriebenen Käse 8 würzen. Anschließend die
beiden Eier 9 hinzufügen. Mit Salz 10 und
Pfeffer würzen. Gut umrühren, um alles 11
und mit Ihrem zu vermischen

Mit den Händen aus ca. 30 g Teig walnussgroße Kugeln formen 12. Die Fleischbällchen nach und nach auf einem Blech anordnen, so dass ca. 20–25 Kugeln entstehen 13. Anschließend in das Mehl wenden 14–15. Die Fleischbällchen 2/3 Mal in sehr heißem Kernöl bei etwa 170° etwa 3 Minuten braten. Wenn die Fleischbällchen goldbraun sind, lassen Sie sie mit Hilfe eines Schaumlöffels 16 aus dem Öl abtropfen und legen Sie sie auf saugfähiges Papier 17, um das überschüssige Öl zu trocknen. Genießen Sie Fischbällchen heiß oder warm!

AUBERGINENRÖLLCHEN

Schwierigkeit: Sehr einfach

Zubereitung: 15 Min

Kochen: 30 Min

Dosierungen für: 12 Stück

Kosten: Sehr niedrig

Zutaten

Auberginen 650 g

Gekochter Schinken 225 g

Tomatenpüree 400 g

Extra natives Olivenöl nach Geschmack

Salz nach Geschmack

Schwarzer Pfeffer nach Geschmack

Provola 225 g

Knoblauch 1 Zehe

Basilikum nach Geschmack

Vorbereitung

Um die Auberginenröllchen zuzubereiten, waschen und trocknen Sie die Auberginen zunächst, entfernen Sie dann den Stiel und schneiden Sie sie der Länge nach mit einer Mandoline in 15 etwa 1 cm dicke Scheiben. 1. Die Auberginenscheiben auf einem mit Backpapier ausgelegten Backblech, Öl, Salz und Pfeffer anrichten. Nun 3 im vorgeheizten Umluftofen bei 210 Grad 10 Minuten garen. In der Zwischenzeit die Tomatensauce zubereiten. Einen Schuss Öl und eine Knoblauchzehe in einen Topf geben.

Tomatenpüree dazugeben, salzen und mit Basilikum würzen, aufkochen, die Temperatur senken und ca. 20 Minuten kochen lassen. Sobald die Auberginen gar sind, beginnen Sie, sie mit dem Käse 7 und dem Kochschinken 8 zu füllen. Rollen Sie sie auf, um die Brötchen zu erhalten 9. Legen Sie die Brötchen beiseite 10. Geben Sie 2-3 Esslöffel Tomatenpüree in ein Backblech 11 und verteilen Sie das Ganze Auberginenröllchen 12 nebeneinander. Die Auberginen mit der restlichen Sauce bedecken. 13. 20 Minuten im vorgeheizten Backofen im statischen Modus bei 200° garen. Nach dem Garen die Auberginenröllchen heiß und fadenziehend servieren!

REZEPTE
ERSTEN GÄNGE

ORECCHIETTE, RÜBENTOPF UND INGWER

Zeit 25 Min

Zutaten

4 Leute

500 g frische Orecchiette

320 g gereinigtes Rübengrün

Knoblauch

frischer Ingwer

Natives Olivenöl extra

Salz

Pfeffer

Vorbereitung

Für das Rezept mit Orecchiette, Rübenblättern und Ingwer blanchieren Sie die Rübenblätter 30 Sekunden lang in kochendem Salzwasser und lassen Sie sie mit einem Schaumlöffel abtropfen. Kochen Sie die Orecchiette im gleichen Wasser wie die Rübenblätter. Die Spitzen hacken und in einer Pfanne mit 3 Esslöffeln Öl, 1 Knoblauchzehe und 1 Teelöffel geriebenem Ingwer anbraten. Wenn sie anfangen zu brutzeln, befeuchten Sie sie mit 1 Kelle Nudelkochwasser. Lassen Sie die Orecchiette abtropfen und würzen Sie sie direkt in der Pfanne mit den Spitzen, komplett mit frisch gemahlenem Pfeffer.

SPAGHETTI MIT MUSCHELN MIT KÜRBISSOBE

Zeit 1 Stunde 10 Minuten

+ 2 Stunden Pause

Zutaten

Portionen für 4 Personen

1,4 kg Muscheln

300 Gramm Spaghetti

200 g gewürfeltes Kürbismark

50 g Zwiebel

4 Senfblätter

Petersilie

Knoblauchsalz

Natives Olivenöl extra

Vorbereitung

Für das Rezept „Spaghetti mit Muscheln mit Kürbissauce und Mandarinensenf" die Muscheln einige Stunden in 2 Liter Wasser mit 40 g Salz einweichen. Unter Rühren gut abspülen, um den gesamten Sand zu entfernen. 100 g Öl in einer Pfanne mit 3 g gehacktem Knoblauch erhitzen; Sobald der Knoblauch an die Oberfläche kommt, die Muscheln dazugeben, mit einem Deckel abdecken und bei schwacher Hitze öffnen lassen. Die Muscheln aus dem Kochwasser abgießen, filtern und beiseite stellen. Muscheln schälen und mit 2 g gehackter Petersilie würzen. Die Zwiebel hacken und mit 50 g Öl 3-4 Minuten köcheln lassen;

Den Kürbis dazugeben, mit Wasser bedecken und 20–25 Minuten kochen, bis er weich ist. Mit 50 g Wasser verrühren und mit Salz würzen. Die Spaghetti in reichlich Salzwasser ca. 6 Minuten kochen (2/3 der auf der Packung angegebenen Garzeit); Kochen Sie die Spaghetti in der Pfanne in etwa 3 Minuten fertig, befeuchten Sie sie wie ein Risotto mit dem gefilterten Muschelwasser und fügen Sie dann die geschälten Muscheln hinzu. Die Kürbissauce auf den Tellern verteilen; Die Spaghetti mit Muscheln darauflegen, mit den Senfblattstreifen belegen und servieren.

HALBÄRMEL MIT ROTEN RÜBEN

Zeit 35 Min

Zutaten

Portionen für 6 Personen

300 g rote und gelbe Rüben

100 g Milch, Salz

150 Gramm Sahne

60 g geschnittener Kochschinken

600 g Nudeln mit halben Ärmeln

Vorbereitung

Für das Rote-Bete-Halbhülsen-Rezept bringen Sie Milch und Sahne in einem Topf zum Kochen und in einem anderen Topf reichlich Salzwasser für die Nudeln. Die Rüben waschen und die Blätter von den Stielen trennen;

Blanchieren Sie die Blätter 2 Minuten lang im kochenden Nudelwasser, geben Sie sie dann in die Sahne-Milch-Mischung, reduzieren Sie die Hitze und kochen Sie sie 5 Minuten lang weiter. Mischen, den Herd ausschalten und alles mit einem Stabmixer mixen, bis eine cremige Soße entsteht. Erhitzen Sie eine beschichtete Pfanne und verteilen Sie die Coppa-Scheiben, ohne sie zu überlappen. Einige Minuten rösten, bis es knusprig ist, dann aus der Pfanne nehmen. Kochen Sie die Nudeln gemäß den auf der Packung angegebenen Zeiten, zusammen mit den farbigen Stängeln des in kleine Stücke geschnittenen Mangolds; Abtropfen lassen, alles in die Pfanne geben, in der Sie die Coppa angebraten haben, und die Mangoldsoße unterrühren. Die halben Hülsen auf den Tellern verteilen, mit dem Schinken belegen und servieren.

SPAGHETTI MIT KABELJAU-SAUCE

Zeit 1h 10min

Zutaten

Portionen für 4 Personen

400 g geschälte Tomaten

350 Gramm Spaghetti

350 g Kabeljau, eingeweicht und entsalzt

4 Kleiepaprika

3 Schalotten

1 Ei

kleine gesalzene Kapern

nochmals gemahlener Hartweizengrieß

Natives Olivenöl extra

Weißwein, Salz

Vorbereitung

Für das Rezept für Spaghetti mit Kabeljau-Sauce die Schalotte in feine Scheiben schneiden und in einer Pfanne mit etwas Öl leicht köcheln lassen. Dann mit einem halben Glas Wein vermischen, dann die grob gehackten Tomaten dazugeben und die Sauce bei schwacher Hitze 30 Minuten kochen lassen. Den Kohl in 4-5 cm große Scheiben schneiden. Erst das geschlagene Ei, dann den Hartweizengrieß eintauchen und in reichlich Öl anbraten. Den Kabeljau und die Kapern in die Sauce geben und weitere 30 Minuten kochen lassen. Die Spaghetti in reichlich Salzwasser kochen. Mit der passenden Schöpfkelle al dente abgießen, direkt in den Topf geben und fertig garen, ggf. einen Tropfen Kochwasser hinzufügen. Die Gehirnpaprika 30 Sekunden lang in reichlich kochendem Öl anbraten. Abgießen, über die Nudeln streuen und servieren.

KLASSISCHE TOMATEN-GNOCCHI

Zeit 1h 20min

Zutaten

Portionen für 4 Personen

1 kg Kartoffeln mit

weißem Fruchtfleisch,

250 g Mehl

Muskatnuss

Salz

frische Tomate

Basilikum

Vorbereitung

Für das klassische Tomaten-Gnocchi-Rezept
waschen Sie die Kartoffeln mit Schale und
kochen Sie sie

30-35 Minuten bei 180°C im Ofen backen, mit Alufolie abgedeckt. Überprüfen Sie den Garzustand, indem Sie die Messerspitze einführen. bei Bedarf weitere 10-15 Minuten garen. Nehmen Sie sie heraus und lassen Sie sie abkühlen. Aus dem Mehl einen Hügel auf dem Teigbrett formen. Die Kartoffeln durch einen Kartoffelstampfer direkt auf das Mehl geben, eine Prise Salz und eine großzügige Prise Muskatnuss hinzufügen. Schnell mischen, um eine Aktivierung des Glutens zu vermeiden (was die Gnocchi nach dem Kochen hart machen würde) und eine weiche Mischung erhalten. Formen Sie Brote mit einem Durchmesser von 2 cm und teilen Sie diese in 2–3 cm große Blöcke. Rigatelli durch Rollen auf den Zinken der Gabel oder auf hölzernen Riganocchi zubereiten. In reichlich kochendem Salzwasser kochen und 1 Minute lang abtropfen lassen, nachdem sie an die Oberfläche gekommen sind. Würzen Sie sie nach Belieben, zum Beispiel mit Tomatensauce und Basilikum.

VOGHERESE-RISOTTO

Zeit 45 Min

Zutaten

Portionen für 4 Personen

1 Liter Fleischbrühe

320 g Carnaroli-Reis

80 Gramm Butter

80 g geriebener Parmesan

2 Voghera-Paprika

1 Schalotte

Weißwein

Salz und Pfeffer

Vorbereitung

Für das Vogherese-Risotto-Rezept die Schalotte schälen, hacken und in einem Topf mit einem Stück Butter anbraten. Die Paprikaschoten putzen, Kerne und weiße Fasern entfernen, in Rauten schneiden und in die Pfanne geben. 2 Minuten würzen, eine Kelle Brühe hinzufügen und kochen, bis sie weich sind und die Flüssigkeit verdampft ist. Nehmen Sie 1 Esslöffel Paprika aus der Pfanne und legen Sie ihn beiseite, um das Gericht am Ende zu dekorieren. Den Reis mit den Schalotten und Paprika in der Pfanne rösten, einen Schuss Weißwein dazugeben und den Reis kochen, dabei nach und nach die Brühe hinzufügen. Den Herd ausschalten, mit Salz und Pfeffer würzen und dann die restliche Butter und den geriebenen Parmesan unterrühren. Lassen Sie das Risotto zugedeckt 5 Minuten ruhen und servieren Sie es dann mit den beiseite gelegten Paprikaschoten und frisch gemahlenem Pfeffer.

PASTA MIT SARDELLEN

Zeit 50 Min

Zutaten

4 Leute

500 g Kirschtomaten

500 g ganz frische Sardellen

300 g kurze Nudeln

2 Schalotten

Fenchel

nochmals gemahlener Hartweizengrieß

Natives Olivenöl extra

Erdnussöl

Salz

Vorbereitung

Für die Nudeln mit Sardellen die Schalotten schälen und der Länge nach halbieren. Schneiden Sie die Filets immer der Länge nach mit der Messerklinge schräg an, um Filets zu erhalten, die beim Garen ihre Struktur besser behalten. Lassen Sie sie vorsichtig in einer großen Pfanne mit einer dünnen Schicht Öl, Salz und ein paar Fenchelstängeln trocknen. Dann die halbierten Kirschtomaten dazugeben. Lassen Sie sie 2-3 Minuten lang weich werden. Reinigen Sie die Sardellen, indem Sie sie wie ein Buch aufschlagen, abspülen und trocknen. Mit dem nochmals gemahlenen Grieß bestreichen und in Erdnussöl bei 175 °C braten, auf Küchenpapier abtropfen lassen, sobald sie goldbraun und knusprig sind. Kochen Sie die Nudeln, lassen Sie sie al dente abtropfen und braten Sie sie bei starker Hitze in der Pfanne mit den Kirschtomaten an. Servieren Sie es mit gebratenen Sardellen und frischen Fenchelzweigen.

DINKEL-TAGLIOLINI

MIT PFEFFERSAUCE

Dauer 1h 15min

Zutaten

4 Leute

Für die Tagliolini

150 g 00-Mehl

150 g Dinkelmehl, 3 Eier

1 kg Paprika in verschiedenen Farben

frische Chilischote, Basilikum, Salz

Natives Olivenöl extra

Vorbereitung

Mischen Sie das Mehl, geben Sie es zu den Eiern und verrühren Sie die Mischung, bis eine homogene und glatte Masse entsteht. In Frischhaltefolie einwickeln und 30 Minuten ruhen lassen.

Den Teig mit der Nudelmaschine in kleinen Portionen zu dünnen Platten ausrollen und diese dann in dünne Scheiben schneiden. Legen Sie sie auf ein bemehltes Tablett. Fetten Sie die Paprika mit etwas Öl ein, legen Sie sie auf ein Backblech und backen Sie sie bei 230 °C etwa 30 Minuten lang, bis sie goldbraun sind. Aus dem Ofen nehmen und verschlossen in einer Tüte 10 Minuten ruhen lassen. Schälen Sie sie und entfernen Sie die Kerne, sodass Filets entstehen. Kochen Sie sie 10 Minuten lang in einem Topf mit 1 Kelle Wasser und 1 gehackten frischen Chilischote. Den Herd ausschalten, alles pürieren und die Sahne nach Belieben durch ein Sieb passieren. Die Sahne 3–5 Minuten in einem Topf kochen, damit sie eindickt; Zum Schluss salzen. Die Tagliolini in kochendem Salzwasser ca. 3 Minuten kochen und mit der Soße in die Pfanne abgießen. Kurz anbraten und mit frischen Basilikumblättern servieren.

BUCATINI MIT ZUCCHINI, MINZE PESTO UND AVOCADO

Zeit 35 Min

Zutaten

Portionen für 4 Personen

360 g Bucatini

50 Gramm Minze

20 g geriebener Parmesan

10 g Pinienkerne, 2 Zucchini

1 reife Avocado, Zitrone, Eis

Natives Olivenöl extra

Salz, Pfefferkörner

Vorbereitung

Für das Rezept für Zucchini-Bucatini mit Minze und Avocado-Pesto die Bucatini in Salzwasser al dente kochen.

Lassen Sie sie abtropfen und gießen Sie sie in Wasser und Eis, um das Kochen zu stoppen. Lassen Sie sie dann sehr gut abtropfen und entfernen Sie das gesamte Wasser. Schneiden Sie die Zucchini in sehr dünne Streifen und dann in Spaghetti: Verwenden Sie nur den grünen Teil und bewahren Sie den Rest für die Soße auf. Die Zucchinifilets in kochendes Salzwasser tauchen und sofort abtropfen lassen. Die restlichen Zucchini in kochendem Salzwasser blanchieren und abtropfen lassen. Wiegen Sie etwa 100 g. Die Minze putzen, nur die Blätter übrig lassen und mit den Zucchini, geriebenem Parmesan, 70-80 g Öl, Pinienkernen und Salz zu einem dickflüssigen Pesto verrühren. Die Avocado säubern und mit dem Saft einer halben Zitrone, 1 Esslöffel Öl, Salz und Pfeffer zu einer glatten Soße verrühren. Die Nudeln mit dem Minzpesto würzen und anschließend mit den Zucchinifilets vermischen. Mit Avocadocreme und grob gemahlenem Pfeffer servieren.

LINGUINE IN GAZPACHO AUS RÜBEN, ZITRUSFRÜCHTEN UND ROTEN GARNELEN

Zeit 35 Min

Zutaten

Portionen für 4 Personen

360 g Linguine

250 g 1 gekochte Rote Bete

12 rote Garnelen, 2 Zitronen

2 rosa Grapefruits

1 Orange, Eis

Natives Olivenöl extra

Salz und Pfeffer

Vorbereitung

Für das Rote-Bete-Linguine-Rezept:

Zitrusfrüchte und rote Garnelen-Gazpacho, die Linguine in Salzwasser al dente kochen. Lassen Sie sie abtropfen und gießen Sie sie in Wasser und Eis, um das Kochen zu stoppen. Lassen Sie sie dann sehr gut abtropfen und entfernen Sie das gesamte Wasser. Die Rote Bete mit dem Saft von 1 Zitrone, 1 Orange, 1 Grapefruit und einer Prise Salz etwa 5 Minuten lang mixen, bis eine sehr glatte Masse entsteht. Die Garnelen schälen und die schwarze Hülle entfernen. Mit etwas Öl, Salz, Pfeffer und dem Saft einer Zitrone würzen und 2 Stunden marinieren lassen. Würzen Sie die Nudeln mit dem Zitrus-Rote-Bete-Smoothie und fügen Sie alle Garnelen außer den 4 hinzu, die Sie zur Dekoration behalten. Die Nudeln mit Grapefruitmarkstücken servieren und mit den restlichen Garnelen garnieren. Wer mag, kann noch etwas getrocknete und fein zerbröckelte Minze hinzufügen.

SPAGHETTI MIT TOMATEN BASILIKUM UND MANDELNWASSER

Zeit 40 Min

Zutaten

Portionen für 4 Personen

360 Gramm Spaghetti

40 Kirschtomaten

40 frische Mandeln

(oder geschält ohne Haut)

4 Kupfertomaten

Eis, Basilikum

Natives Olivenöl extra

Salz und Pfeffer

Vorbereitung

Für das Rezept „Spaghetti mit Tomaten, Basilikum und Mandelwasser" blanchieren Sie die Tomaten 30 Sekunden lang in kochendem Wasser. Entfernen Sie die Haut, würzen Sie sie mit Öl, Salz, Pfeffer und Basilikum und lassen Sie sie 12 Stunden lang im Kühlschrank marinieren. Die Spaghetti in Salzwasser al dente kochen. Lassen Sie sie abtropfen und gießen Sie sie in Wasser und Eis, um das Kochen zu stoppen. Lassen Sie sie dann sehr gut abtropfen und entfernen Sie das gesamte Wasser. Die Kupfertomaten pürieren und durch ein Sieb passieren: Das Fruchtfleisch leicht zerdrücken, so dass ein rotes Tomatenwasser entsteht (nicht ganz durchsichtig). Die Spaghetti mit diesem Wasser würzen, mit den marinierten, geviertelten Kirschtomaten und den halbierten Mandeln garnieren. Nach Geschmack mit Basilikum garnieren.

MALLOREDDUS MIT KARTOFFELN, TOMATENSAUCE UND MINZ

Zeit 50 Min

Zutaten

Portionen für 4 Personen

400 g Kartoffeln

200 g getrockneter Malloreddus

100 g Schafs-Ricotta

100 g gelbes Tomatenpüree

15 g Minzblätter

1 Kupfertomate

Natives Olivenöl extra

Salz und Pfeffer

Vorbereitung

Für das Malloreddus-Rezept mit Kartoffeln, Tomaten und Minzsauce die Kartoffeln schälen und in Würfel schneiden. Einen Schuss Öl mit einer Prise Salz in einem Topf

erhitzen und die Kartoffeln 1 Minute lang anbraten. 1 Glas Wasser angießen, zum Kochen bringen und 5-6 Minuten kochen lassen. Das gelbe Tomatenpüree und den Malloreddus hinzufügen. Mit Wasser bedecken und mit leicht geöffnetem Deckel für die Garzeit der Nudeln köcheln lassen. Ausschalten und mit frisch gemahlenem Pfeffer würzen. Den Ricotta mit einem Schneebesen verrühren und durch Zugabe von 1 Esslöffel Öl, Salz und Pfeffer cremig machen. Schneiden Sie die Tomate in Würfel und entfernen Sie den Teil mit den Kernen. Blanchieren Sie die Minze in kochendem Salzwasser und kühlen Sie sie dann in Wasser und Eis ab. Abgießen und mit 100 g Öl vermischen. Durch das Aufhellen bleibt es strahlend grün. Den Malloreddus mit Ricotta, den Tomatenwürfeln und der Minzsauce servieren.

SÜLZE-SPAGHETTI MIT BLUT MARYALLE MUSCHELN

Zeit 50 Minuten + 2 Stunden Pause

Zutaten

Portionen für 4 Personen

1 kg Muscheln

500 g geschälte Tomaten

360 Gramm Spaghetti

8 g essbare Gelatineblätter

Zitrone, Eis, Chili, Tabasco

Natives Olivenöl extra

Salz und Pfeffer

Vorbereitung

Für das Rezept für Aspik-Spaghetti mit Bloody Mary und Muscheln kochen Sie die Spaghetti in Salzwasser al dente. Abtropfen lassen und einschenken

Legen Sie sie in Wasser und Eis, um das Kochen zu stoppen, und lassen Sie sie dann gut abtropfen, um das gesamte Wasser zu entfernen. Die Muscheln säubern und in einem Topf mit etwas Öl öffnen lassen. Das Kochwasser schälen, filtern und leicht pfeffern. Die geschälten Tomaten pürieren und durch ein Sieb passieren, um Verunreinigungen und Kerne zu entfernen. Die Gelatine in kaltem Wasser einweichen. Nehmen Sie dann 2-3 Esslöffel Tomatenpüree, erhitzen Sie es, lösen Sie die Gelatine auf und geben Sie die Mischung dann zum Rest der Tomate. Fügen Sie außerdem das gefilterte Wasser der Muscheln und den Saft einer Zitrone, die Chilischote und einen Schuss Tabasco hinzu, um die Bloody Mary zu erhalten. Würzen Sie die Nudeln mit dieser Bloody Mary und fügen Sie die Hälfte der Muscheln hinzu. In 4 Formen verteilen und 2 Stunden im Kühlschrank abkühlen lassen. Die Gelees aus der Form lösen und servieren, mit den restlichen Muscheln, abgeriebener Zitronenschale,

PENNETTE LACHS UND WODKA

Zeit 1h

Zutaten

4 Leute

400 g gelbe Kirschtomaten

320 g Penne-Nudeln

200 g geräucherter Lachs

100g frische Sahne

100 g griechischer Joghurt

Wodka, Limette

Schnittlauch

Natives Olivenöl extra

Salz und Pfeffer

Vorbereitung

Für das Lachs-Wodka-Penne-Rezept den Räucherlachs grob hacken und 30 Minuten mit 4 Esslöffeln Wodka, 2 Esslöffeln Limettensaft, 2 Esslöffeln griechischem Joghurt und einem Dutzend fein gehacktem Schnittlauch marinieren. Aus der Lachsmischung kleine Fleischbällchen formen. Die Penne in kochendem Salzwasser kochen, 1-2 Minuten vor der auf der Packung angegebenen Zeit abgießen; Mit etwas Öl würzen, auf einem Tablett verteilen und abkühlen lassen. Kirschtomaten waschen, halbieren und 300 g in einer Pfanne mit 3 EL Öl und einer Prise Salz 3 Minuten kochen.

Mischen und sieben Sie sie, um eine Soße zu erhalten. Die restlichen Kirschtomaten in kleine Stücke schneiden und mit 1 Esslöffel Wodka und einer Prise Salz 30 Minuten marinieren. Die Sahne mit einer Prise Salz und gemahlenem Pfeffer schlagen; Zuerst vorsichtig mit dem griechischen Joghurt vermischen, von unten nach oben verrühren, dann mit der Hälfte der gelben Kirschtomatensauce, bis eine Creme entsteht. Die Nudeln mit der Sahne würzen und mit den Lachsfleischbällchen, der restlichen Tomatensauce und den marinierten Kirschtomaten garnieren; Mit frisch gemahlenem Pfeffer und ein paar gehackten Schnittlauchfäden würzen und servieren.

PACCHERI GRATINNIERT GEFÜLLT MIT MAKRELE

Zeit 1h

Zutaten

4 Leute

200 g Paccheri

200 g gereinigte Makrelenfilets

50 g 2 Scheiben Brot

20 g rote Chilischote

3 Kupfertomaten

1 weiße Zwiebel

Parmesan

Oregano, Petersilie

trockener Weißwein, natives Olivenöl extra

Salz und Pfeffer

Vorbereitung

Für das Rezept für Paccheri-Gratin mit Makrelenfüllung kochen Sie die Paccheri in reichlich Salzwasser: Damit sie nicht zerbrechen, kochen Sie das Wasser nicht zu stark und mischen Sie es vorsichtig. Abgießen, mit Öl würzen und abkühlen lassen. Tomaten waschen; Zwei davon in 5 mm dicke Scheiben schneiden und eine Hälfte in kleine Stücke schneiden. Das Brot mit 1 Teelöffel Oregano und 1 Esslöffel Parmesan fein vermischen. Anschließend mit 1 EL Öl beträufeln. Die Zwiebel hacken und in einer Pfanne mit 2 Esslöffeln Öl einige Minuten anbraten; Bohnenkraut. Die Makrelenfilets hacken. Die Paprika mit einer Handvoll Petersilie grob hacken und zur Zwiebel geben; nach 1 Minute den Wein und 2-3 Esslöffel Wasser hinzufügen;

Bei mittlerer Hitze 3-4 Minuten kochen, bis die Flüssigkeit verdampft ist. Zum Schluss die Makrele hinzufügen und bei mittlerer Hitze etwa 5 Minuten kochen, bis sie zu zerfallen beginnt; Salz und Pfeffer. Zum Abkühlen auf einem Schneidebrett verteilen; Dann hacken, um die Paccheri-Füllung zu erhalten. Mit etwas Öl würzen und die Hälfte des Brotes kneten. Füllen Sie jeden Pacchero mit ein paar Teelöffeln Füllung. Die Tomatenscheiben leicht überlappend in eine Auflaufform legen und mit einem Schuss Öl, einer Prise Salz und frisch gemahlenem Pfeffer würzen. Die restliche Füllung, die gefüllten Paccheri und die gehackte halbe Tomate darüber verteilen. Mit etwas Öl und dem restlichen Brot würzen; Im Grillmodus etwa 4 Minuten garen, bis die Paccheri goldbraun sind.

MEER CARBONARA

Zeit 1h 15min

Zutaten

4 Portionen

Für Nudeln

250 g 00-Mehl

200 g ganze Eier, Salz

für die Soße

500 g gereinigte Muscheln

500 g geputzte Muscheln

150 g gereinigter Tintenfisch

100 g trockener Weißwein

100g frische Sahne

60 g geriebener Parmesan

2 kleine Knoblauchzehen

1 ganzes Ei

1 Stück Eigelb

gehackte Petersilie

Natives Olivenöl extra

Vorbereitung

Das Mehl mit den Eiern, einer Prise Salz und 50–60 g Wasser vermischen und nach und nach zugeben. Einen Laib formen, in Backpapier einwickeln und für etwa 30 Minuten in den Kühlschrank stellen. Den Teig 2 mm dick ausrollen und die Tagliolini ausstechen. Legen Sie die Muscheln und Venusmuscheln in eine große Pfanne mit einem

Mit Öl und den Knoblauchzehen mit ihrer Schale beträufeln, bei starker Hitze 1 Minute anbraten, den Wein angießen, 1 Esslöffel Petersilie dazugeben und abdecken; Wenn die Schalen geöffnet sind, schalten Sie sie aus. Schälen Sie alle Muscheln, bis auf 4–5 Muscheln und 4–5 Muscheln, die Sie zum Dekorieren verwenden. Filtern Sie die Kochflüssigkeit. Das Ei und das Eigelb mit der gefilterten Flüssigkeit, der Sahne und dem Parmesan verquirlen. In einer mit frischem Öl bestrichenen Pfanne die Muscheln und den gewürfelten Tintenfisch 1 Minute lang anbraten, dann die Muscheln und geschälten Venusmuscheln dazugeben. Die Tagliolini 1-2 Minuten kochen, in der Pfanne mit den Muscheln abtropfen lassen und das geschlagene Ei mit dem Parmesan dazugeben; Schnell vermischen, auf Teller verteilen, mit den beiseite gelegten Schalentieren, etwas Petersilie und einem Schuss rohem Öl bestreuen und sofort servieren.

SPAGHETTI MIT KNOBLAUCH, ÖL UND CHILI

Zeit 20 Min

Zutaten

Portionen für 4 Personen

350 Gramm Spaghetti

3 frische Chilis

3 Knoblauchzehen

halbe Zwiebel

Petersilie

Natives Olivenöl extra

Essig

Salz

Vorbereitung

Für das Spaghetti-Knoblauch-Öl-Chili-Rezept den frischen Knoblauch hacken. Die Paprika schälen und zugedeckt mit der geschnittenen Zwiebel und 30 g Essig 10 Minuten köcheln lassen. Alles pürieren, eine Sauce zubereiten, durch ein Sieb passieren und 2 Minuten kochen lassen, um die Masse einzukochen. Den gehackten Knoblauch in einer Pfanne mit ein paar Esslöffeln Öl anbraten. Die Spaghetti in kochendem Salzwasser kochen, abtropfen lassen und in einer Pfanne mit dem Knoblauch anbraten. Zum Schluss mit der gehackten Petersilie, dem gehackten Knoblauch und der Chilisauce servieren.

CRUDAIOLA SEDANINI

Zeit 15 Min

Zutaten

4 Portionen

300 g Nudeln vom Typ Sedanini

8 Zucchiniblüten

2 Zucchini

2 feste Tomaten

Petersilie, Basilikum, Schnittlauch

Salz und Pfeffer

Natives Olivenöl extra

Vorbereitung

Für das Rezept für rohen Sellerie stellen Sie einen Topf mit dem Nudelwasser auf den Herd.

Salzen und, wenn es kocht, den Sellerie hinzufügen. Bereiten Sie in der Zwischenzeit das Gemüse vor: Schneiden Sie die Zucchini der Länge nach in Viertel und entfernen Sie den mittleren Teil mit den Kernen. Zum Schluss schräg in Stifte schneiden. Geben Sie sie für 5 Minuten in eine Schüssel mit etwas Salz. Die Tomaten in vier Segmente schneiden, die Kerne entfernen und ebenfalls in Stifte schneiden. Die Zucchini mit Küchenpapier trocken tupfen, das Wasser entfernen und mit den Tomaten vermischen. Die Zucchiniblüten putzen, den Stempel entfernen, abspülen, in der Schüssel zerkleinern und zu den Zucchini und Tomaten geben. Einen Zweig Petersilie und etwas Schnittlauch hacken und das Gemüse mit der gehackten Mischung, 4-5 EL Öl und etwas Pfeffer würzen. Die Nudeln abgießen und in die Gemüseschüssel geben. Mischen und mit zwei Basilikumblättern ergänzen.

SALAT AUS BUCHWEIZEN, CANNELLINI-BOHNEN UND ZUCCHINI

Zeit 45 Min

Zutaten

4 Portionen

300 g gekochte Cannellini-Bohnen

250 g Trompeten-Zucchini

150 g Buchweizen

Schalotte, Lorbeerblatt

Petersilie, Zitrone

trockener Weißwein

Gemüsebrühe

Natives Olivenöl extra

Salz und Pfeffer

Vorbereitung

Eine halbe Schalotte in 2 Esslöffeln Öl anbraten, dann die Cannellini-Bohnen hinzufügen; 2-3 Minuten lang abschmecken, dann ein großes Glas Weißwein dazugießen, verdunsten lassen, salzen und ein Lorbeerblatt hinzufügen; Nach 15 Minuten einen halben Liter Gemüsebrühe hinzufügen und 10-15 Minuten weiterkochen. Mischen Sie 100 g Cannellini-Bohnen mit einem Löffel Öl, bis eine samtige Creme entsteht. Die anderen Cannellini-Bohnen beiseite stellen. Den Buchweizen in reichlich kochender Gemüsebrühe 17–18 Minuten kochen. Schüler.

In einer Pfanne mit etwas Öl anbraten, bis es knusprig wird. Die Trombetta-Zucchini putzen, der Länge nach vierteln und anschließend in Rauten schneiden. In einer beschichteten Pfanne mit etwas Öl und einem Zweig gehackter Petersilie 3–4 Minuten anbraten. Die Cannellini-Bohnen-Creme mit dem Buchweizen in einer Schüssel vermischen, dann die Zucchini und die restlichen Cannellini-Bohnen dazugeben und mit geriebener Zitronenschale, ein paar Petersilienblättern und Pfeffer verfeinern.

TESTAROLI MIT PESTO FÜR JEDEN

Zeit 2 Stunden

Zutaten

4 Portionen

180 g 00-Mehl

80 g Buchweizenmehl

80 g Reismehl, 60 g Pinienkerne

60 g grüne Basilikumblätter

40 g Reisstärke

30 g Macadamianüsse

eine Knoblauchzehe

geriebener Käse, rotes Basilikum

Salz und Pfeffer

Natives Olivenöl extra

Vorbereitung

Die grob gehackten Macadamianüsse in einer Pfanne und die Pinienkerne in einer anderen Pfanne rösten. Mischen Sie das grüne Basilikum, die geschälte und gehackte Knoblauchzehe, 30 g geröstete Pinienkerne, 80 g Öl und einen Löffel geriebenen Käse. Mit Salz und Pfeffer würzen. Für die Testaroli das 00-Mehl mit einem Schneebesen mit 350 g Wasser und einer Prise Salz verrühren, bis eine flüssige und homogene Masse entsteht. Zugedeckt eine Stunde ruhen lassen. Eine gusseiserne Pfanne (Durchmesser 24 cm) gut einfetten, erhitzen und dann ein paar Schöpfkellen der Masse verteilen. 3 Minuten lang garen, dann mit Hilfe eines Spatels auf die andere Seite drehen und eine weitere Minute weitergaren. Wiederholen Sie den Vorgang, bis die Mischung aufgebraucht ist.

PASTA ALLA NORMA

Zeit 50 Min

Zutaten

4 Portionen

1 kg Tomaten

400 g Auberginen

350 g kurze Sellerienudeln

150 g gesalzener Ricotta

Basilikum

halbe Zwiebel

Natives Olivenöl extra

Erdnussöl, Salz

Vorbereitung

Für das Pasta alla Norma-Rezept die Zwiebel grob hacken und in einem Topf anbraten

3 Esslöffel natives Olivenöl extra. Die Tomaten in große Stücke schneiden. Bereiten Sie einen aromatischen Bund aus etwa zehn Basilikumblättern vor. Den Basilikumbund und nach einer Minute auch die Kirschtomaten in den Topf geben, salzen und 25 Minuten kochen lassen. Entfernen Sie das Basilikum einige Minuten lang, bevor Sie den Herd ausschalten. Geben Sie die Tomatensauce durch eine Lebensmittelmühle. Auberginen waschen und in 3-4 mm dicke Scheiben schneiden; In reichlich heißem Erdnussöl 1-2 Minuten braten. Den Sellerie in reichlich kochendem Salzwasser kochen. Würzen Sie sie mit Tomatensauce und einem Schuss nativem Olivenöl extra, verteilen Sie sie auf Tellern und garnieren Sie sie mit den frittierten Auberginen, ein paar Basilikumblättern und einer großzügigen Reibe gesalzenem Ricotta.

SALAT AUS KLEINEN RINGEN, WEICHTIEREN GURKEN UND MANGO

Zeit 1 Stunde 10 Minuten + 3 Stunden Pause

Zutaten

4 Leute

350 g Muscheln

300 g Muscheln

250 g Nudeln wie Anellini

200 g sauberer mittelgroßer Tintenfisch

150 g Gurke

100 Gramm Mango

1 nicht zu reife Tomate

Schalotte, Petersilie

Weißwein, Knoblauch

Pfeffer, Basilikum

Zitrone, Salz

Natives Olivenöl extra

Vorbereitung

Für das Rezept für Cannellini-, Schalentier-, Gurken- und Mangosalat die Muscheln mindestens 2 Stunden lang in kaltem Salzwasser einweichen und dabei das Wasser dreimal wechseln; Leicht schlagen, um beschädigte Muscheln zu entfernen. Die Gurke schälen, entkernen und in 5 mm große Würfel schneiden; Salzen Sie sie und lassen Sie sie 30 Minuten ruhen, drücken Sie dann das Wasser aus und trocknen Sie sie mit Küchenpapier ab. Die Muscheln mit 2-3 EL Wasser, 2-3 EL Wein, einem Zweig Petersilie und 1 leicht zerdrückten Knoblauchzehe in einen Topf geben.

Abdecken und zum Erhitzen bringen; Sobald die Schalen geöffnet sind, schalten Sie sie aus und lassen Sie sie bei geschlossenem Deckel abkühlen. Entfernen Sie dann die Schalen. Lassen Sie die Früchte im gefilterten Kochwasser liegen, damit sie nicht austrocknen. Wiederholen Sie den gleichen Vorgang, um die Muscheln zu öffnen. Den ganzen Tintenfisch mit kaltem Wasser, 1 Zitronenscheibe, einem Zweig Petersilie und 1 Schalottenscheibe in einen Topf geben; Nach dem Kochen 5 Minuten kochen lassen, ausschalten und im Kochwasser abkühlen lassen. Den Tintenfisch in kleine Stücke schneiden. Tomate und Mango in Würfel schneiden. Mango, Tomaten, Gurke,

Tintenfisch, Muscheln und geschälte Venusmuscheln dazugeben und mit ein paar Löffeln des zuvor gefilterten Muschelkochwassers würzen. Mit Frischhaltefolie abdecken und 1 Stunde im Kühlschrank marinieren lassen; Zum Schluss mit Salz abschmecken. Die Anelletti in kochendem Salzwasser 7 Minuten kochen; Nehmen Sie sie vom Herd und lassen Sie sie weitere 5 Minuten im Wasser. Lassen Sie sie abtropfen, würzen Sie sie mit ein paar Esslöffeln Öl, verteilen Sie sie auf einem Tablett und lassen Sie sie abkühlen. Salzen und zu den anderen Zutaten geben, mit Pfeffer und Öl würzen; duftet nach gehackten Basilikumblättern und fein gehackter Zitronenschale.

COD PARMIGIANA

Zeit 50 Min

Zutaten

4 Leute

2 kg lila Auberginen

650 g entsalzter Kabeljau

200 g Provola

150 g entkernte Oliven

3 Dosen Kirschtomaten

20 g entsalzte, gesalzene Kapern

Geriebener Parmesankäse

Erdnussöl

00 Mehl, Knoblauch, Salz

Natives Olivenöl extra

Vorbereitung

Für das Kabeljau-Parmigiana-Rezept bereiten Sie die Soße zu: In einer Pfanne 1 Knoblauchzehe in einer dünnen Schicht nativem Olivenöl extra anbraten, dann die Oliven, Kapern und Kirschtomaten hinzufügen; Salz hinzufügen und etwa zehn Minuten kochen lassen. Die Auberginen der Länge nach in Scheiben schneiden. 10 Minuten lang in eine Schüssel mit kaltem Wasser und Eis tauchen: Das Eiswasser verleiht den Auberginen Kompaktheit, sodass sie sich nach dem Garen leichter schneiden lassen, ohne auszufransen. Die Auberginen bemehlen, ohne sie trocknen zu lassen, und in kochendem Erdnussöl anbraten; Wenn sie goldbraun sind, legen Sie sie auf Küchenpapier. Den Kabeljau in kochendem, ungesalzenem Wasser blanchieren

3-4 Minuten abgießen, abgießen und möglichst schnell zerkleinern; Tun Sie dies kurz vor der Zubereitung der Parmigiana, um ein Austrocknen der Kabeljaustücke zu verhindern. Den Parmigiana in abwechselnden Schichten zusammensetzen: auf den Boden eine Schicht Soße, dann die Auberginen, gefolgt von den Kabeljaustücken und dem in große Flocken geriebenen Provola-Käse; mit einer Schicht Soße und Auberginen bedecken; Wiederholen Sie den Vorgang, bis die Zutaten aufgebraucht sind. Zum Schluss noch eine Prise geriebenen Parmesan hinzufügen. Im vorgeheizten Backofen bei 180 °C etwa 20 Minuten backen.

AROMATISCHE KALTE SPAGHETTI

Zeit 20 Min

Zutaten

4 Portionen

500 g Spaghetti

200 Gramm Mozzarella

150 g entkernte Oliven

50 g Sardellenfilets in Öl

8 Radieschen

Fenchel, Basilikum

Natives Olivenöl extra

Zitrone, Salz

Vorbereitung

Für das Rezept für aromatische kalte Spaghetti hacken Sie einen Bund Fenchel und einen Zweig Basilikum und vermischen diese mit 150 g Öl, der abgeriebenen Schale einer Zitrone und dem Saft einer halben Frucht, den gehackten Sardellenfilets und einer Prise Salz. Falls benötigt. Die Radieschen schälen und in sehr dünne Scheiben schneiden; Weichen Sie sie in sehr kaltem Wasser ein, damit sie knusprig werden. Den Mozzarella in Würfel schneiden. Die Spaghetti 7-8 Minuten kochen (sie müssen al dente bleiben) und sofort in kaltem Wasser abkühlen. Abtropfen lassen und mit Aromaöl, Radieschen, Mozzarella und Oliven würzen; komplett mit Fenchelzweigen.

RIGATONI MIT FÜNF TOMATEN

Zeit 1h

Zutaten

4 Portionen

350 g Rigatoni

200 g San Marzano-Tomaten

180 g Kirschtomaten

180 g Datterini-Kirschtomaten

80 g grüne Tomate

50 g gelbe Kirschtomaten

30 g Karotten

30 g Zwiebel

30 Gramm Sellerie

1 Knoblauchzehe

Tomatenmark, Thymian, Basilikum

extra natives Olivenöl, grobes Salz

Vorbereitung

Für das Fünf-Tomaten-Rigatoni-Rezept die Kirschtomaten anbraten: 45 Sekunden in kochendem Salzwasser blanchieren, in einer Schüssel mit Wasser und Eis abtropfen lassen und schälen, dabei die Schale beiseite legen. Anschließend in einer Pfanne bei schwacher Hitze mit etwas nativem Olivenöl extra, einem Zweig Thymian und einem halben Teelöffel braunem Zucker etwa 40 Minuten kochen. Die Datterini-Tomaten mit den Schalen der Kirschtomaten in einer Pfanne anrichten und im Ofen bei 140 °C etwa 40 Minuten trocknen lassen. In der Zwischenzeit das Tomatenpüree zubereiten: Knoblauch, Sellerie, Karotte und Zwiebel würfeln und in einer Pfanne mit etwas nativem Olivenöl extra anbraten.

Olivenöl extra vergine 3 Minuten bei mäßiger Hitze erhitzen. Fügen Sie 2 Teelöffel Tomatenmark, eine Prise grobes Salz und 1 Teelöffel braunen Zucker hinzu. Die in grobe Stücke geschnittenen San-Marzano-Tomaten dazugeben und bei schwacher Hitze mit geschlossenem Deckel etwa zwanzig Minuten kochen lassen; Bei Bedarf eine Kelle kochendes Wasser hinzufügen. Gehen Sie schließlich durch die Lebensmittelmühle. Die Sauce in einem Topf etwa zehn Minuten einkochen lassen und ein paar Basilikumblätter hinzufügen. Die Rigatoni in reichlich Salzwasser kochen, direkt in den Topf mit dem Tomatenpüree al dente abgießen und zum Schluss einige Minuten anbraten. Schneiden Sie die grüne Tomate und die gelben Kirschtomaten in 4 Würfel und geben Sie diese zusammen mit den Kirschtomaten, den getrockneten Datteltomaten und den Schalen zu den Nudeln. Komplett mit Basilikum und einem Schuss Öl.

SPAGHETTI ALLO SCOGLIO

Zeit 1h 30min

Zutaten

4 Portionen

320 Gramm Spaghetti

4 Garnelen, 4 Scampi

2 Calamari, 200 g Muscheln

200 g Muscheln

eine Knoblauchzehe

ein Glas Weisswein

ein paar Löffel Tomatenpüree

gehackte Petersilie

Natives Olivenöl extra

Salz, frischer Pfeffer

Vorbereitung

Für das Spaghetti-Meeresfrüchte-Rezept Garnelen und Scampi putzen, die Hülle entfernen und die Köpfe aufbewahren. Die halbierten Köpfe in etwas Öl anbraten, die Hälfte des Weins dazugeben und mit kaltem Wasser bedecken; mindestens eine Stunde kochen lassen. Die Schalentierbrühe filtern und aufbewahren. Den Knoblauch hacken, in etwas Öl anbraten, die Muscheln dazugeben und aufgehen lassen, dabei den restlichen Wein hinzufügen. Die Kochflüssigkeit auffangen und die Garnelen, Scampi und Tintenfische, gut geputzt und in kleine Stücke geschnitten, schnell anbraten. Das Tomatenpüree, den Kochsaft der Muscheln und etwas Muschelbrühe hinzufügen und einige Minuten kochen lassen. Die Nudeln in reichlich Salzwasser kochen, abgießen und in der Soße fertig garen, gehackte frische Chili, Petersilie, Venusmuscheln und Miesmuscheln dazugeben. Etwas Öl einrühren und servieren.

RISOTTO UND ERBSEN, SCAMPI UND ZITRONE

Zeit 45 Minuten

Zutaten

4 Portionen

400 g frische Erbsen in Schoten

350 g Carnaroli-Reis

12 Stück Scampi

1 Stück Selleriestange

1 Karotte

1 Schalotte, 1 Zitrone

trockener Weißwein, Thymian

Natives Olivenöl extra

Grobes Salz

Vorbereitung

Für das Rezept „Risotto mit Erbsen, Scampi und Zitrone" die Erbsen schälen und nach und nach in einer Schüssel mit kaltem Wasser auffangen; Bewahren Sie die Schoten beiseite. Garnelen schälen, Köpfe entfernen; Halten Sie dann die Schwänze zwischen Ihren Fingern und machen Sie mit einer Schere einen langen Schnitt in der Mitte zwischen den Beinen. Drehen Sie den Schwanz und schneiden Sie ihn auf die gleiche Weise auf der Rückseite ab. Zum Schluss erweitern Sie den Panzer und entfernen den Schwanz, indem Sie vorsichtig daran ziehen. Behalten Sie dabei die Köpfe und Panzer bei. Brühe zubereiten: Sellerie, Karotte und 1/2 Schalotte halbieren; In einer großen Pfanne in einer dünnen Schicht nativem Olivenöl extra anbraten. nach 5 Minuten die Schoten hinzufügen und 5 Minuten braten;

dann 1 Liter Wasser und die Scampischalen dazugeben; Bei sehr mäßiger Hitze 20 Minuten kochen lassen, dabei darauf achten, dass es nie zum Kochen kommt. Entfernen Sie die Schalen. Brühe und Gemüse grob vermischen und die Brühe abschließend durch ein Sieb filtern. Den Reis in einem Topf mit etwas Öl einige Minuten rösten, 1/2 gehackte Schalotte dazugeben und mit 1/2 Glas Weißwein ablöschen; Sobald der Wein verdunstet ist, den Reis 12–13 Minuten kochen lassen und ihn dabei von Zeit zu Zeit mit einer Kelle Brühe benetzen. Dann die Erbsen und eine Prise grobes Salz hinzufügen und in weiteren 3-4 Minuten fertig garen. Zum Schluss noch ein paar Thymianblätter hinzufügen und den Saft, der durch das Zerdrücken der Scampiköpfe entsteht, direkt in das Risotto geben. Mit den Scampischwänzen, gewürfelt oder ganz, und der abgeriebenen Zitronenschale belegen und servieren.

ORECCHIETTE MIT TOMATE

Zeit 45 Minuten

Zutaten

6 Portionen

1 kg reife Tomaten

400 g nochmals gemahlener Grieß

Getreidegrieß

1 Knoblauchzehe

Salz, harter Ricotta, Basilikum

Natives Olivenöl extra

Vorbereitung

Schneiden Sie die Tomaten kreuzweise ein; 30 Sekunden lang in Wasser blanchieren, abtropfen lassen, schälen und in kleine Stücke schneiden, dabei die Kerne entfernen. In einer Pfanne mit 3 EL Öl und der Knoblauchzehe samt Schale 15–20 Minuten anbraten; Knoblauch und Salz entfernen.

Für die Orecchiette den Grieß mit etwa 220 g
warmem Salzwasser verkneten, bis ein Teig
mit einer brotähnlichen Konsistenz entsteht:
Die genaue Wassermenge zum Anrühren
hängt von der Qualität des Grießes ab. Den
Teig in Laibe (ø ca. cm) teilen und diese in 1
cm lange Stücke teilen. Ziehen Sie jedes
Stück mit einem Finger oder einem Messer
mit abgerundeter Spitze auf die gut bemehlte
Arbeitsfläche (idealerweise verwenden Sie
ein Backbrett aus Holz) und drehen Sie es
dann um, um die klassische Form der Ohren
zu erhalten. Orecchiette in reichlich
Salzwasser kochen; Lassen Sie sie abtropfen,
wenn sie an der Oberfläche schwimmen, und
würzen Sie sie mit der Tomatensauce. Mit
reichlich geriebenem Ricotta und
Basilikumblättern bestreuen und servieren.

ERBSENCREME MIT TOMATEN UND HIMBEERSOSSE

Zeit 1h

Zutaten

4 Leute

1,3 kg frische Erbsen

500 g Kartoffeln

200 g Datterini-Kirschtomaten

125 g Himbeeren

10 g brauner Zucker, eine halbe Zwiebel

Natives Olivenöl extra

Salz und Pfeffer

Vorbereitung

Schneiden Sie die Datteln in kleine Stücke und geben Sie sie mit etwas Öl in einen Topf. 100 g Himbeeren und den braunen Zucker hinzufügen.

Salz und Pfeffer hinzufügen und 10-12 Minuten kochen lassen. Alles mit dem Stabmixer pürieren und filtern, bis eine glatte Soße entsteht. 1 kg Erbsen schälen. Die Kartoffeln schälen und in Scheiben schneiden. Die Zwiebel hacken und in einem Topf mit etwas Öl 3-4 Minuten anbraten. Fügen Sie die Kartoffeln hinzu und bedecken Sie sie mit Wasser, Salz und Pfeffer. etwa 20 Minuten kochen lassen. Die geschälten Erbsen dazugeben und weitere 3-4 Minuten kochen lassen. Mischen Sie die Schoten mit so viel Wasser, wie Sie für einen Smoothie benötigen. Durch ein Sieb passieren, um 200 g Saft zu erhalten. In den Topf geben und 1-2 Minuten rühren. Alles mit dem Stabmixer zu einer nicht zu glatten Creme verrühren. Mit der Sauce servieren und mit einigen Himbeeren und den restlichen rohen, geschälten Erbsen garnieren.

RISOTTO MIT CHICKEN WINGS UND KAROTTENBUTTER

Zeit 1h 10min

+ 30 Minuten Ruhe

Zutaten

4 Leute

Für Karottenbutter

200 g Karotten

70 g Butter, Salz

320 g Carnaroli-Reis

4 Hühnerflügel

1/2 Schalotte

schwarze Pfefferkörner

Zitrone, Rosmarin

Majoran, Petersilie

trockener Weißwein

Geriebener Parmesankäse

Vorbereitung

Die Karotten schälen und in Scheiben schneiden. Geben Sie sie mit der Butter, 200 g Wasser und einer Prise Salz in einen Topf. Lassen Sie sie etwa 20 Minuten köcheln, bis das Wasser vollständig verdampft ist. Die Karotten pürieren und die entstandene Sahne zum Abkühlen auf einem Backblech verteilen. Anschließend in einer Schüssel auffangen und für mindestens 30 Minuten in den Kühlschrank stellen. Noch besser, wenn Sie diese Butter am Vortag zubereiten. Spülen Sie die Flügel ab und geben Sie sie in einen Topf mit 1,3 Liter

Wasser, 200 g Weißwein, 6-7 Pfefferkörner, eine Zitronenschale, ein Zweig Rosmarin, Majoran und Petersilie. Zum Kochen bringen und bei mittlerer Hitze etwa 45 Minuten kochen lassen. Entfernen Sie die Flossen und filtern Sie die Brühe. Die Schalotte hacken und in einem Topf mit einem kleinen Stück Butter anbraten. Den Reis rösten, mit 1/2 Glas Wein ablöschen und dann die feine Brühe hinzufügen. Kochen Sie, indem Sie nach und nach die Brühe hinzufügen, etwa 16 Minuten lang. Zum Schluss die Karottenbutter und 2 EL geriebenen Parmesan unterrühren. Das Fruchtfleisch von den Flügeln entfernen, das Fleisch hacken und mit dem Risotto und den geriebenen Karotten nach Geschmack servieren.

GEMISCHTE PASTA UND MUSCHELN MIT LIMETTE UND CHILI

Zeit 30 Min

Zutaten

4 Leute

2 kg gereinigte Muscheln

320 g gemischte Kurznudeln

100 g geriebener Pecorino

2 Knoblauchzehen, 1 Limette

Chili

trockener Weißwein

Natives Olivenöl extra

Salz und Pfeffer

Vorbereitung

Für das Rezept für gemischte Nudeln und Muscheln mit Limette und Chilischoten die

Muscheln säubern und abspülen; In eine Pfanne mit 3 EL Öl geben, mit dem geschälten Knoblauch und 1 gehackten Chilischote erhitzen. Befeuchten Sie sie mit einem Schuss Weißwein, decken Sie sie ab und kochen Sie sie etwa 5–6 Minuten lang, bis sich die Schalen geöffnet haben. Die Muscheln abtropfen lassen und ihre Soße filtern. Spülen Sie die Pfanne aus. Kochen Sie die Nudeln in kochendem Salzwasser 2 Minuten kürzer als die angegebene Garzeit. In der Zwischenzeit die Muscheln schälen und ein Dutzend in der halben Schale belassen, um die Gerichte zu dekorieren. 2–3 Schöpflöffel Muschelsauce in die Pfanne geben und erneut aufkochen lassen. Die abgetropften Nudeln dazugeben und fertig garen, zum Schluss die geschälten Muscheln dazugeben. Mit dem Pecorino vermischen und mit den Muscheln in der halben Schale, einer Prise Pfeffer und der abgeriebenen Limettenschale servieren.

RISOTTO UND GARNELEN

MIT PFEFFERSAUCE

Zeit 1h

Zutaten

4 Portionen

350 g Vialone Nano-Reis

12 Garnelen

4 rote Paprika

eine Schalotte

geröstete Haselnüsse

eingelegte Kapern

extra natives Olivenöl, Salz

Vorbereitung

Die Paprika auf ein mit Backpapier ausgelegtes Backblech legen und bei 240 °C 25–30 Minuten garen; abkühlen lassen, schälen und schneiden

Filets entfernen, dabei die Kerne entfernen. Mischen Sie die Sauce unter und legen Sie ein paar Filets beiseite, die Sie gehackt als Beilage für das Gericht verwenden. Schalotte schälen und hacken. Den Reis in einem Topf mit einer großzügigen Prise Salz erhitzen; Sobald es sich heiß anfühlt, die Schalotte dazugeben, verrühren, mit einer Schöpfkelle heißem Wasser aufgießen und 8-10 Minuten kochen lassen, bei Bedarf noch mehr Wasser hinzufügen (am Ende muss es trocken sein). Auf einem Backblech verteilen und abkühlen lassen. Die Garnelen schälen und in einer Pfanne mit etwas Öl und einer Prise Salz eine Minute anbraten. Ein Dutzend Haselnüsse und 2 Esslöffel Kapern grob hacken. Den Reis schälen, zur Pfeffersoße geben, die Garnelen darauf legen und mit gehackten Haselnüssen und Kapern, Paprikastücken und nach Wunsch eingelegten Kapernblättern und Majoran garnieren.

SPAGHETTI MIT GITARRE MIT SPOTLIGHTS

Zeit 1h

Zutaten

4 Portionen

500 g Tomatenpüree

300 g gehacktes Rinderbrei

200 g 0 Mehl

200 g Mahlgut

Vollkornmehl

60 g geriebener Käse

40 g Semmelbrösel

4 Eier, Zucker, Muskatnuss

Milch, Knoblauch, weiße Zwiebel

Natives Olivenöl extra

Salz und Pfeffer

Vorbereitung

Die beiden Mehle vermischen, zu den Eiern geben und die Masse abgedeckt 30 Minuten ruhen lassen. Die Arbeitsfläche bemehlen und den Teig ausrollen, bis er 2 mm dick ist. Rollen Sie den Teig auf der Gitarre aus und drücken Sie ihn mit Hilfe eines Nudelholzes gut gegen die Saiten, sodass Spaghetti entstehen. Auf einem Blech verteilen und mit etwas Hartweizenmehl bestäuben, damit sie nicht kleben. In einem Topf eine halbe gehackte Zwiebel und eine zerdrückte Knoblauchzehe mit Schale in 3 EL Öl 2-3 Minuten anbraten. Tomatenpüree, ein Glas Wasser, Salz und eine Prise Zucker hinzufügen und 25–30 Minuten weiterkochen.

Die Semmelbrösel in 5 EL Milch einweichen, gut ausdrücken und zum Hackfleisch und zum geriebenen Käse geben; Geben Sie eine großzügige Prise Muskatnuss, Salz und Pfeffer hinzu und vermischen Sie alles gut. Bilden Sie Kugeln in der Größe von Oliven und braten Sie diese nach und nach in einer großen Pfanne mit 4 Esslöffeln heißem Öl 1–2 Minuten lang unter Rühren an, um sie gleichmäßig zu rösten. Die Kugeln mit der Hälfte der Tomatensoße würzen. Die Spaghetti alla Guitar in reichlich kochendem Salzwasser 4-5 Minuten kochen; Lassen Sie sie al dente abtropfen und würzen Sie sie in einer Pfanne mit der restlichen Tomatensauce. Die Spaghetti auf Tellern anrichten, mit den Kugeln garnieren und mit geriebenem Pecorino und Pfeffer abschmecken.

FICHTENRISOTTO

Zeit 40 Min

Zutaten

4 Leute

320 g Carnaroli-Reis

300 g Tannenzweige

frisches Rot (Picea abies)

100 g Parmesan

50 g frische Butter

20 g Zitronensaft

Natives Olivenöl extra

Salz

Vorbereitung

Für das Fichtenrisotto-Rezept 2 Liter Wasser zum Kochen bringen und die Hälfte der Fichtenzweige darin eintauchen, 8-10 Minuten kochen lassen, dann abstellen und ziehen lassen, bis eine Brühe entsteht. Die restlichen Zweige hacken und den Saft mit einem Extraktor extrahieren. Aufgrund des holzigeren Anteils wird es etwas schwierig sein, ihn zu extrahieren, aber durch mehrmaliges Passieren und Hinzufügen von etwa 300 g Wasser erhalten Sie einen glatten Saft. Alternativ können Sie auch nur die Nadeln mit einem Stabmixer pürieren, 300 g Wasser hinzufügen und dann durch ein feines, mit einem Käsetuch ausgelegtes Sieb passieren. Die Reste beiseite stellen, auf einem mit Backpapier ausgelegten Backblech verteilen und im Ofen trocknen im Ofen für 4-5 Stunden bei 45°C oder im Dörrgerät: Sie können sie zum Würzen einer Pizza oder zur Zubereitung eines aromatischen Salzes verwenden. Erhitzen Sie einen Topf mit etwas Öl, gießen Sie den Reis hinein und rösten Sie ihn mit einer Prise Salz mindestens 1-2 Minuten lang: Wenn die Körner heiß sind, ist es an der Zeit, abwechselnd die Tannenbrühe hinzuzugießen nach und nach mit dem Extrakt vermengen (behalten Sie ein paar Löffel beiseite, um zum Schluss fertig zu sein). Den Reis 13–14 Minuten unter ständigem Rühren kochen, dann vom Herd nehmen und Butter, geriebenen Parmesan und ein paar Tropfen Zitronensaft unterrühren. Mit ein paar Tropfen Fichtenextrakt bestreuen und sofort servieren.

GRIESSTRICHTER

MIT RAGOUT

Zeit 55 Min

Zutaten

4 Leute

400 g Mahlgut

Hartweizenmehl

300 g Tomatenpüree

250 g gehacktes Rinderbrei

150 g Weißwein

100 g gehackter Rohschinken

50 g Samenöl

2 Stangen Sellerie

2 Karotten, 2 Zwiebeln

Salz und Pfeffer

Vorbereitung

Für das Rezept Grießtrichter mit Ragù den Grieß mit 400 g zimmerwarmem Wasser 10 Minuten verrühren. 20 Minuten ruhen lassen, dann den Teig mit einem Nudelholz oder einer Nudelmaschine 2 mm dick ausrollen. Mit einem Ausstecher oder einem kleinen Glas (ø 4 cm) Scheiben ausstechen. Nehmen Sie sie in die Hand und drücken Sie die beiden Enden zwischen Zeigefinger und Daumen zusammen, sodass ein kleines Loch entsteht, um eine Art kleinen Trichter zu bilden. Trocknen lassen. Sellerie, Karotten und Zwiebeln fein hacken und in Pflanzenöl anbraten, dann Hackfleisch und Schinken hinzufügen.

Einige Minuten anbraten, den Weißwein
hinzufügen und trocknen lassen.
Tomatenpüree, 500 g Wasser und reichlich
Pfeffer hinzufügen. Sobald die Mischung
kocht, die Hitze reduzieren und abgedeckt
bei schwacher Hitze 20 Minuten kochen
lassen. Erst am Ende des Garvorgangs
salzen: Die Trichter in reichlich Salzwasser
kochen, abtropfen lassen, mit dem Ragù
würzen und heiß servieren.

SPAGHETTI MIT GARNELEN UND KOKOSNUSS

Zeit 10 Min

Zutaten

4 Portionen

250 Gramm Spaghetti

50 g Butter

30g Kokosraspeln

16 Stück Garnelen

Natives Olivenöl extra

Kräuter und Blumen

Salz

Vorbereitung

Für das Garnelen-Kokos-Spaghetti-Rezept kochen Sie die Spaghetti 5 Minuten in kochendem Salzwasser. In der Zwischenzeit die Garnelenköpfe entfernen und in einem Sieb zerdrücken, um den Saft aufzufangen. Die Schwänze schälen und mit etwas Öl würzen. Die Butter in einer Pfanne schmelzen und mit einer Kelle Nudelkochwasser emulgieren. Die Spaghetti abtropfen lassen und in der Pfanne mit der Butter anbraten. Auf Tellern anrichten und mit Garnelensaft, rohen Garnelen, Kokosraspeln und aromatischen Kräutern würzen.

GEFÜLLTES MAKKARONI-TIMBALE

Zeit 1h 20 Min

Zutaten, 4 Personen

300 g gehacktes Kalbsbrei

250 g Makkaroni

30 g geriebener Pecorino

10 dünne Scheiben Emmentaler

3 Eier, 1 Zwiebel

Geriebener Parmesankäse

Butter, Lorbeerblatt

Tomatenmark, Gemüsebrühe

extra natives Olivenöl, Salz und Pfeffer

Vorbereitung

Für das Rezept für gefüllte Makkaroni-Timbale bereiten Sie das Ragù wie in der traditionellen Pfanne zu:

Die Zwiebel anbraten, das Fleisch mit Salz
und Pfeffer vermischen, den Wein
hinzufügen, dann 1 Esslöffel Konzentrat und
die Brühe hinzufügen und 1 Stunde kochen
lassen. Die Makkaroni kochen, 2 Minuten
vor Ende der Garzeit abgießen und mit 20 g
Butter würzen. Eier mit Pecorino, Salz,
Pfeffer und 2 EL Brühe verquirlen. Den
Ragù im Kutter zerkleinern, um ihn feiner
zu machen, und mit einem Drittel der
Eimasse vermischen. Füllen Sie es in einen
Spritzbeutel mit einer Öffnung, die so breit
ist wie Makkaroni. 2 Förmchen (ø 12 cm) mit
Butter einfetten und eine Schicht
Käsescheiben daraus formen, dann 2
Esslöffel Eimischung hinzufügen. Die
Makkaroni senkrecht in die Förmchen legen,
die restliche Eimasse darauf verteilen und
die Makkaroni mit dem Ragù füllen. Mit
Parmesan bestreuen und bei 190°C 10-15
Minuten backen.

BUCATINI MIT RICOTTA, ZITRONE UND KAPERN

Zeit 10 Min

Zutaten

4 Portionen

350 g Bucatini

250 g frischer Ricotta

50 g Sesambrotstangen

eingelegte Kapern

Zitronengras

Natives Olivenöl extra

Zitrone

Salz und Pfeffer

Vorbereitung

Für das Bucatini-Rezept mit Ricotta, Zitrone und Kapern die Nudeln in kochendem Salzwasser kochen. Die Hälfte des Ricottas in einer Pfanne mit 3 EL Öl, Pfeffer und 1 Kelle Nudelkochwasser zerbröseln. 2 Esslöffel abgetropfte Kapern und die abgeriebene Schale einer Zitrone hinzufügen. Sesamstangen in Stücke brechen. Die Nudeln abgießen und in der Pfanne mit dem Ricotta vermischen. Zum Servieren den restlichen Ricotta, zerkrümelte Grissini, noch mehr geriebene Zitronenschale, einen Spritzer rohes Öl und Zitronengrasblätter hinzufügen.

HALB PENNE MIT ZITRONE, SENF UND SARDELLEN

Zeit 15 Min

Zutaten

4 Portionen

350 g halbe Penne

50 g Butter

6 Sardellenfilets

2 Teelöffel Senf

eine Zitrone

ein Löffel entsalzte Kapern

Salz und Pfeffer

Vorbereitung

Für das Rezept für Mezze Penne mit Zitrone, Senf und Sardellen kochen Sie die Nudeln in kochendem Salzwasser. In der Zwischenzeit Senf, Butter, abgeriebene Schale einer halben Zitrone, 4 gehackte Sardellen und gemahlenen Pfeffer in einer Schüssel zubereiten. Die Nudeln abgießen, in die Schüssel geben und vermischen. Bereiten Sie die Gerichte vor und fügen Sie die restlichen gehackten Sardellen, Kapern und Zitronenmarkstücke hinzu. Nach Belieben garnieren: Wir haben einige Dillblätter und etwas Chili hinzugefügt.

BRENNNESSEL GNOCCHI MIT TOMATE

Zeit 1h

Zutaten

4 Portionen

500 g 0 Mehl

400 g Brennnesseln

350 g Tomatenpüree

4 Eier, Salbei, Basilikum, Salz und Pfeffer

Natives Olivenöl extra

Vorbereitung

Für das Tomaten-Brennnessel-Gnocchi-Rezept kochen Sie das Tomatenpüree bei schwacher Hitze mit ein paar Löffeln Öl und einer Prise Salz. Nach 18–20 Minuten ausschalten, einen großzügigen Zweig Basilikumblätter und etwas Salbei hinzufügen

Blätter aufgießen, abdecken und 5 Minuten ziehen lassen. Für die Gnocchi die Brennnesseln schälen, 1 Minute in kochendem Salzwasser blanchieren, abtropfen lassen und gut ausdrücken: Je nachdem, wie stark man sie ausdrückt, erhält man eine mehr oder weniger saftige Masse. Mit einem Stabmixer pürieren, dann mit Mehl, Eiern und einer Prise Salz vermischen, bis ein weicher Teig entsteht. Teilen Sie es in Laibe mit einem Durchmesser von einigen Zentimetern. Schneiden Sie sie in 2 cm große Stücke und formen Sie die Gnocchi, indem Sie sie auf den Zinken der Gabel reiben. Auf der bemehlten Arbeitsfläche verteilen. Die Gnocchi in reichlich kochendem Salzwasser 10-12 Minuten kochen. Abgießen und mit Tomatenpüree und frisch gemahlenem Pfeffer würzen. Nach Belieben mit Salbeiblättern dekorieren.

RIGATONI MIT PAPRIKA, GARNELEN UND HASELNÜSSEN

Zeit 1h

Zutaten

6 Portionen

500 g Riesen-Rigatoni

100 g geriebener Pecorino

100 g Latte Macchiato

50 g geröstete Haselnüsse

12 Garnelenschwänze

3 große rote Paprika

Natives Olivenöl extra

Verstand, Verkauf

Vorbereitung

Die Paprika auf ein mit Backpapier ausgelegtes Backblech legen und bei 250 °C backen etwa 30 Minuten. E aus dem Ofen nehmen, abkühlen lassen, dann schälen, entkernen und zu 2/3 mit etwas Salz vermischen. Halten Sie die Creme warm. Für die Pecorino-Creme die Milch aufkochen, vom Herd nehmen, den Pecorino dazugeben und gut verrühren, bis er sich vollständig aufgelöst hat; Zum Schluss verrühren, bis eine glatte Creme entsteht. Halte ihn warm. Die Garnelenschwänze schälen, die Hülle entfernen und in Stücke schneiden. Den Rest der Paprika in Quadrate schneiden. Für die Nudeln die Rigatoni in kochendem Salzwasser kochen, abtropfen lassen und mit einem Schuss Öl, den Paprikawürfeln und Garnelenstücken würzen. Die beiden Cremes auf den Tellern verteilen, die Nudeln anrichten, vorsichtig vermischen und die gehackten Haselnüsse und Minzblätter hinzufügen.

PETERSILIENRISOTTO MIT KÜRBISBLÜTEN, MUSCHELN UND VENUSMUSCHELN

Zeit 1h 50min

Zutaten

4 Portionen

300 g Carnaroli-Reis

300 g Muscheln

300 g gereinigte Muscheln

150 g Petersilie

8 Zucchiniblüten

1 Knoblauchzehe

trockener Weißwein

Zitrone, Gemüsebrühe

Salz und Pfeffer

Natives Olivenöl extra

Vorbereitung

Für das Rezept „Petersilienrisotto mit Muscheln und Venusmuscheln" die Muscheln 1 Stunde lang in Salzwasser abtropfen lassen und das Wasser nach 30 Minuten wechseln. Die Muscheln zusammen in einem Topf mit etwas Öl, gemahlenem Pfeffer und 1 Knoblauchzehe öffnen. Die Kochflüssigkeit in ein feines, mit Küchenpapier ausgelegtes Sieb abseihen. Die Muscheln schälen und einige der schönsten Schalen zum Garnieren beiseite legen.

Die Petersilie putzen, die Blätter einige Minuten in Salzwasser blanchieren, abtropfen lassen, leicht ausdrücken und verrühren, bis eine cremige Masse entsteht. Den Reis in einem mit etwas Öl und einer guten Prise Salz gefetteten Topf 1 Minute lang rösten; Fügen Sie ein halbes Glas Wein hinzu und kochen Sie es 15–17 Minuten lang. Befeuchten Sie es gelegentlich mit 1 Kelle Gemüsebrühe und schließlich mit 1 Kelle Schalenflüssigkeit. Das Risotto mit 3 EL Öl und der Petersiliencreme verrühren; 4 in Streifen geschnittene Zucchiniblüten hinzufügen. Den Reis mit allen Muscheln, den restlichen Zucchiniblütenblättern und der abgeriebenen Zitronenschale auf den Tellern verteilen.

PENNE MIT SPARGEL, BUTTER UND MANDELN

Zeit 30 Min

Zutaten

4 Portionen

850 g Spargel

350 g Mezze Penne Rigate

70 g Mandelblättchen

30 g Butter

Majoran, Salz

Vorbereitung

Für das Spargel-, Butter- und Mandel-Penne-Rezept reinigen Sie den Spargel, indem Sie die faserige Schale mit einem Kartoffelschäler entfernen. Lassen Sie sie 4-5 Minuten lang in kochendem Wasser abtropfen.

In Wasser und Eis abkühlen lassen, dann die Stiele in Stücke schneiden, dabei die Spitzen intakt lassen. Die Butter in einer großen Pfanne schmelzen; Die Mandeln dazugeben, 30 Sekunden anbraten, dann die Spargelröllchen und den gehackten Majoran dazugeben. Die Penne kochen, al dente abgießen und mit der Soße in die Pfanne geben. Alles 1-2 Minuten anbraten, bei Bedarf ein paar Esslöffel Kochwasser hinzufügen. Fügen Sie abschließend Vorschläge hinzu. Servieren Sie die Nudeln heiß und auf Wunsch mit geriebenem Parmesan.

CARBONARA" MIT TINTENFISCH, SPARGEL UND SPECK

Zeit 40 Min

Zutaten

4 Leute

800 g weißer Spargel

200 g gereinigter Tintenfisch

8 Scheiben Speck

2 Eigelb

Chilischote, Zitrone

Gemüsebrühe

Natives Olivenöl extra

Samenöl, Dill, Salz

Vorbereitung

Bereiten Sie eine würzige Mayonnaise zu: Schlagen Sie die 2 Eigelb auf, indem Sie langsam 150 g natives Olivenöl extra abwechselnd mit 150 g Samenöl hinzufügen. Die Mayonnaise in eine Schüssel geben, 20 ml Gemüsebrühe, einen Spritzer Zitronensaft und eine Prise gehackte Chilischote dazugeben, gut vermischen und mit Salz abschmecken. Eine Pfanne mit reichlich Samenöl erhitzen und die halbierten Speckscheiben darin knusprig braten. Lassen Sie sie auf Küchenpapier abtropfen, brechen Sie die Hälfte in Krümel und reiben Sie sie auf einem Blatt Küchenpapier, um das Fett gut zu entfernen. Bewahren Sie die anderen 8 Stücke für die letzte Garnitur beiseite. Den Tintenfisch in nativem Olivenöl extra bei starker Hitze mit einer Prise Chili 1 Minute lang anbraten;

Einen Spritzer Zitronensaft und eine Prise Salz hinzufügen und ausschalten. Abkühlen lassen und in dünne Streifen schneiden. Den Spargel putzen, den letzten Teil des Stiels entfernen und zunächst mit einer Mandoline oder einem Kartoffelschäler der Länge nach in dünne Scheiben schneiden und dann in vertikale Streifen schneiden, so dass sie wie Spaghetti aussehen. Kochen Sie sie 3 Minuten lang in kochendem Salzwasser. Lassen Sie sie auf saugfähigem Papier abtropfen. Tintenfisch und Spargel mischen und mit der Mayonnaise würzen, dabei ein paar Löffel beiseite legen; bei Bedarf Salz hinzufügen. Die Carbonara zusammen mit den Speckbröseln, den Dillblättern und der restlichen Mayonnaise auf den Tellern verteilen; Jedes Gericht mit Speckscheiben garnieren, auf den Tisch bringen und servieren.

**FETTUCCINE UND SCAMPI
AUF SPARGELCREME**

Dauer 50 Min

Zutaten

4 Portionen

400 g frische Fettuccine

200 g Gurken

200 g frische, geschälte Erbsen

120 g frischer Spinat

12 Scampi

11 grüner Spargel

1 Stück Limette, Gemüsebrühe

Natives Olivenöl extra

Ausverkauf, Pfeffer

Vorbereitung

Für das Fettuccine-Scampi-Rezept auf Spargelcreme die Gurken schälen, die Schale beiseite legen und in Stücke schneiden. Marina Teli mit 2 Esslöffeln Öl, einer Prise Salz, einer Prise Pfeffer und dem Saft einer halben Limette 30 Minuten lang marinieren. Die Gurkenschalen einige Sekunden in kochendem Salzwasser blanchieren; Lassen Sie sie abtropfen und blanchieren Sie die Erbsen im gleichen Wasser 2-3 Minuten lang. Den Spargel putzen und mit 1 Glas Brühe 5 Minuten kochen; Mit Salz abschmecken und verrühren, bis eine Creme entsteht. Den restlichen Spargel der Länge nach in dünne Stifte schneiden. Die Scampi schälen, die dunkle Hülle entfernen und in einer gefetteten Pfanne anbraten

mit einem Spritzer Öl 30 Sekunden lang; salzen und pfeffern und die Pfanne freigeben. Die Fettuccine in reichlich Salzwasser kochen, bis sie an der Oberfläche schwimmen. In der Zwischenzeit in derselben Pfanne wie die Scampi den Spinat, die Spargelstangen und die Gurkenschalen mit dem Saft einer halben Limette, 2 Esslöffeln Fettuccine-Kochwasser, einer Prise Salz und einer Prise Pfeffer anbraten 2-3 Minuten. Die Fettuccine mit der Spargelcreme würzen und zusammen mit den Scampi, dem gesamten Gemüse, den Erbsen, den marinierten Gurkenstücken und der abgeriebenen Limettenschale auf den Tellern verteilen.

REZEPTE
ZWEITEN GÄNGE

FISCHEINTOPF UND ZUCCHINI CREME MIT SCAPECE

Zeit 1h 30min

Zutaten

4 Leute

Die Zucchinicreme

250g Hühnerbrühe

5 Zucchini

1/2 Schalotte

Kartoffeln, Minze

Weißweinessig

Natives Olivenöl extra

Salz und Pfeffer, der Eintopf

100 g Rotbarbenfilets

100 g Thunfischfilet

100 g Wolfsbarschfilet, 4 Jakobsmuscheln, 4 Garnelen

4 Scampi, 4 Muscheln, 4 Muscheln

1 Knoblauchzehe, Petersilie, Salz

Natives Olivenöl extra

Vorbereitung

Die Zucchini schälen, den Teil mit den Kernen entfernen und in Stücke schneiden. In einem Topf die gehackte Schalotte und ein Stück fein gehackte Kartoffel anbraten, die Zucchini dazugeben und abschmecken. Mit einem Schuss Essig übergießen und dann die heiße Hühnerbrühe hinzufügen. Mit einigen Minuten Blätter würzen und 20 Minuten kochen lassen. Alles vermischen, Salz und Pfeffer hinzufügen und langsam 2-3 Esslöffel Öl hinzufügen (für eine grünere Soße,

Die Zucchini schälen und die Schalen in
kochendem Salzwasser blanchieren. Fahren
Sie mit dem Rezept fort und schneiden Sie
die geschälten Zucchini in Würfel. Wenn es
an der Zeit ist, die Soße zu mixen, fügen Sie
die blanchierten Schalen hinzu (wenn Sie es
sehr samtig wünschen, passieren Sie es durch
ein Sieb). Den geschälten Knoblauch mit
etwas Öl und etwas Petersilie in einen Topf
geben. Wenn das Öl heiß ist, die Muscheln
hinzufügen und abdecken. Mit einem
Tropfen Wasser befeuchten und erneut
abdecken. Nehmen Sie die Muscheln aus der
Pfanne, sobald sie sich öffnen. Wiederholen
Sie den Vorgang mit den Muscheln. Alle
Fische putzen und in kleine Stücke
schneiden. Geschälte Garnelen, Scampi und
Jakobsmuscheln. Mit etwas Öl beträufeln
und in einer heißen, mit einer Prise Salz
bestreuten Pfanne 3–4 Minuten abtropfen
lassen. Servieren Sie Fisch, Weichtiere und
Krustentiere darauf.

FISCHHACKBRATEN MIT BROKKOLI, AROMATISCHEN KRÄUTERN

Zeit 1h

Zutaten

6-8 Personen

580 g gereinigtes Kabeljaufilet

120 g Brokkolibüschel

4 Eiweiß

Korianderbeeren, grüner Pfeffer

Dill, Schnittlauch, Salz

Vorbereitung

Für das Rezept „Fischhackbraten mit Brokkoli und aromatischen Kräutern" die Brokkolibüschel 1 Minute in kochendem Salzwasser blanchieren und abtropfen lassen.

Den Kabeljau von allen Gräten befreien, in kleine Stücke schneiden und das Eiweiß und eine Prise Salz hinzufügen. Alles verrühren, bis eine leicht klebrige Masse entsteht. Aromatisiert mit gemahlenem Koriander und grünem Pfeffer. Geben Sie die Brokkolibüschel zur Mischung, nachdem Sie sie mit Küchenpapier abgetupft haben, damit sie etwas trocknen. Fügen Sie außerdem einen Zweig gehackten Dill und etwas Schnittlauch hinzu. Verteilen Sie die Mischung auf einer Schicht überlappender, zum Kochen geeigneter Folienblätter. Rollen Sie es mit Hilfe der Folie auf, bis eine Wurst entsteht. Binden Sie es an den Enden mit Küchengarn zusammen und dämpfen Sie den Hackbraten 45 Minuten lang. Passend dazu gibt es eine weiche Polenta, die Sie durch Kochen von 50 g gelbem Polentamehl in 500 g kochender Fischbrühe zubereiten können. Dann mit Butter, Salz, Pfeffer und Koriander vermischen, den gleichen Kräutern, die auch für den Hackbraten verwendet werden.

BARSCH-UND TAPIOKA KOTTELETT

Zeit 40 Min

Zutaten

Portionen für 6 Personen

6 Eglifilets

300 Gramm Tomaten

120 g Tapiokaperlen

Maismehl

Eiweiß

Tomatenkonzentrat

Basilikumsalz

Erdnussöl

Vorbereitung

Für das Rezept für Egli- und Tapiokakoteletts die Kirschtomaten in kleine Stücke schneiden und pürieren. Sammeln Sie das Fruchtfleisch in einem mit einem Tuch ausgelegten Sieb, geben Sie es in einen Behälter und lassen Sie es abtropfen, bis Sie 100 g Tomatenwasser erhalten. Tapioka in 300 g kochendem Salzwasser kochen. Wenn die Tapiokaperlen anfangen zu quellen und leicht durchsichtig zu werden, das Tomatenwasser hinzufügen und 15–20 Minuten kochen lassen. In der Zwischenzeit die Fischfilets panieren, zunächst im Maismehl, dann in 1 geschlagenem Eiweiß und nochmals im Maismehl wenden. In heißem Erdnussöl 2 Minuten pro Seite braten. Das pürierte Tomatenmark mit 1 Esslöffel Konzentrat zu einer Soße vermischen. Die gebratenen Filets in der Tapiokasuppe servieren und mit Tomatensauce und frischen Basilikumblättern garnieren.

FLES MIT STEINPILZEN UND KARTOFFELN

Zeit 1h

Zutaten

6 Portionen

6 kleine gelbe Kartoffeln

150 g Steinpilze

30 g Parmesan

2 Stück Schalotten, Butter

Lorbeerblätter, Majoran

lecker, weise

Rosmarin, Rotwein

Tomatenkonzentrat

Natives Olivenöl extra

Salz und Pfeffer

Vorbereitung

Für das Kartoffelflan-Rezept schälen Sie die Kartoffeln und waschen Sie sie in einer Schüssel, bis das Wasser klar ist, um einen Teil der Stärke zu entfernen. Schneiden Sie die Kartoffeln in regelmäßige, 3-4 mm dicke Scheiben. Mit etwas Öl einmassieren, auf einem mit Backpapier ausgelegten Backblech verteilen und leicht salzen. Die Steinpilze putzen, in gleichmäßige Scheiben schneiden, mit den Kartoffeln in der Pfanne verteilen und mit etwas Öl würzen. 15 Minuten bei 220 °C backen. 6 Muffinformen (ø 7 cm) einfetten und den Boden mit 6 Scheiben Backpapier auslegen, die ebenfalls mit Butter bestrichen sein sollten. Einen Zweig Majoran, Bohnenkraut und einen Zweig Rosmarin fein hacken und mit dem geriebenen Parmesan vermischen. Nehmen Sie die Kartoffeln und Steinpilze aus dem Ofen und stellen Sie jeden Flan zusammen, indem Sie a darauf verteilen

Eine Schicht Kartoffeln, eine Schicht Parmesan mit Kräutern und eine Schicht Steinpilze in jede Form geben, die drei Schichten wiederholen und mit Parmesan und einem Stück Butter abschließen; bei 180-190°C etwa zehn Minuten backen. Bereiten Sie die Soße zu: Schälen Sie die Schalotte, schneiden Sie sie in zwei Hälften und bräunen Sie sie in einem Topf mit einem Stück Butter, einem Zweig Salbei, ein paar Lorbeerblättern, einer Prise Salz und einer Prise Pfeffer an. Wenn die Schalotte zu brutzeln beginnt, 1 Glas Rotwein hinzufügen und verdampfen lassen; 1 Teelöffel Tomatenmark hinzufügen und 10 Minuten kochen lassen; Zum Schluss die aromatischen Kräuter entfernen und mixen, bis eine glatte und homogene Sauce entsteht. Die Flans mit der Soße servieren; Nach Geschmack mit in einer Pfanne mit einem Stück Butter angebratenen Steinpilzen servieren.

SALTIMBOCCA AUS SCHWEIN MIT AUBERGINENCREME

Zeit 1h

Zutaten

4 Leute

600 g1 violette Aubergine

450g 4 Scheiben echtes Schweinefleisch

120 g Semmelbrösel

30 g Fenchel

Petersilie, Basilikum

Natives Olivenöl extra

Knoblauchsalz

Vorbereitung

Für das Rezept für Schweine-Saltimbocca mit Auberginencreme den Fenchel hacken und die Stiele ebenfalls fein hacken. 4 Esslöffel Öl erhitzen in einer großen Pfanne mit 1 Knoblauchzehe in der Schale; Den gehackten Fenchel dazugeben, vermischen und 1 Minute kochen lassen, dann den Knoblauch entfernen, mit Salz würzen und die Semmelbrösel hinzufügen. Weitere 30 Sekunden auf dem Herd würzen lassen, dann den Herd ausschalten und abkühlen lassen. Schlagen Sie die Fleischscheiben auf eine Dicke von 3–4 mm. Verteilen Sie 1 Esslöffel Brot mit Fenchelgeschmack auf der Hälfte jeder Scheibe und verschließen Sie sie dann in einer Brieftasche. Etwas mehr Semmelbrösel auf der Oberfläche der Saltimbocca verteilen, mit einem Zahnstocher verschließen und mit einem Schuss Öl würzen. Auf dem heißen Grill 8–9 Minuten garen, umdrehen und unter Zugabe von Salz weitere 5–6 Minuten garen. Die Aubergine halbieren und in eine Rautenform schneiden

Schneiden Sie es, ölen Sie es gut ein und kochen Sie es in einer sehr heißen, beschichteten Pfanne bei mäßiger Hitze und mit Deckel 10–12 Minuten lang. Drehen Sie dann die beiden Hälften und kochen Sie es weitere 10 Minuten lang weiter. bis das Fruchtfleisch weich ist (mit der Messerspitze prüfen). Ausschalten und bei abgedeckter Pfanne abkühlen lassen. Entfernen Sie das Fruchtfleisch von den Auberginenhälften und pürieren Sie das Fruchtfleisch mit einem Stabmixer. Geben Sie dabei das beim Kochen in die Pfanne freigesetzte Wasser, 1 Esslöffel gehackte Petersilie, ein paar zerzupfte Basilikumblätter, eine Prise Salz, 1 Knoblauchzehe und 2 Esslöffel hinzu aus Öl. Servieren Sie die Saltimbocca auch bei Zimmertemperatur mit dem Auberginenpüree und auf Wunsch mit einem Salat aus Kirschtomaten, Basilikum und Fenchel.

HÜHNEREINTOPF, KALBFLEISCH, CHAMPIGNON

Zeit 1h

Zutaten

8 Portionen

400 g Hähnchenbrust

400 g Megatello oder Kalbsspitze

250 g Champignons

240 g gekochte Cannellini-Bohnen

zwei Stangen weißer Sellerie

eine Zwiebel, Weißwein

Kreuzkümmelsamen

Zimt Pulver

Fenchelsamen

frischer Fenchel, Pfeffer

Muskatnusspulver

Natives Olivenöl extra

Salz und Pfeffer

Vorbereitung

Für den Hähnchen-Kalb-Pilz-Eintopf die Hähnchenbrust und das Kalbfleisch in etwa 2 cm große Würfel schneiden. Schälen Sie den Sellerie und die Zwiebel, schneiden Sie sie in kleine Würfel und bräunen Sie sie 6-7 Minuten lang mit etwas Öl in einer großen Pfanne an, die dann alles andere enthält. Champignons putzen, Stiele und Erdreste entfernen, kurz waschen und in Scheiben schneiden; Zusammen mit der Zwiebel, dem Sellerie und einer Prise Salz in die Pfanne geben und 10 Minuten weitergaren. Die Fleischwürfel in einer Pfanne mit etwas Öl und einer Prise Salz etwa 10 Minuten anbraten:

Um die Bräunung zu erleichtern, die austretende Flüssigkeit auffangen. Gießen Sie es zusammen mit den Pilzen in die Pfanne, um sie zu würzen. Befeuchten Sie das Fleisch mit einem halben Glas Wein und lassen Sie es 1 Minute lang verdunsten. Alles in den Topf mit den Pilzen geben, mit Wasser bedecken, eine Prise aller Gewürze (Dosierung nach Geschmack), Salz und Pfeffer hinzufügen und weitere 20 Minuten leicht kochen lassen, zum Schluss die abgetropften Cannellini-Bohnen hinzufügen. Den Eintopf mit dem gehackten frischen Fenchel und den Chilischeiben auf Teller verteilen und servieren.

WOLFSBARSCH- UND ZUCCHINI-SPIESSE

Zeit 50 Min

Zutaten

4 Leute

600 g Wolfsbarschfilets

350 g 1 große Zucchini

70 g Brot für Sandwiches

Zitrone, Knoblauch

Pfeffer

frische Chilischote

Grana Padano Dop

gehackte Petersilie

Natives Olivenöl extra

Salz und Pfeffer

Vorbereitung

Für das Rezept für Wolfsbarsch-Zucchini-Spieße die Wolfsbarschfilets schuppen, auf der Bauchseite abschneiden und eventuelle Gräten entfernen. Schneiden Sie die Filets in jeweils 4 Pastillen und würzen Sie diese mit einem Schuss Öl. Das Brot ohne Ränder mit 1 Teelöffel abgeriebener Zitronenschale, 1 Esslöffel geriebenem Parmesan, 1 Esslöffel gehackter Petersilie, einer Prise Salz, einer Prise Pfeffer und 1 Esslöffel Öl vermischen. Schneiden Sie die Zucchini der Länge nach in vier Segmente und entfernen Sie die Kerne in der Mitte. Dann schneiden Sie jedes Segment in 5 Teile. Die Wolfsbarschpastillen in den Semmelbröseln verteilen. Bereiten Sie die Spieße vor, indem Sie den Fisch und die Zucchini abwechselnd auf den Spieß stecken, sodass auf jedem Spieß 6 Stücke Wolfsbarsch und 5 Zucchini fest zusammengepresst sind. Ort

die Spieße in einem Tablett, so dass sie dicht beieinander liegen; Verteilen Sie noch ein wenig Semmelbrösel darauf, drehen Sie sie dann um und verteilen Sie die restlichen Semmelbrösel, indem Sie mit den Händen andrücken, damit sie gut haften. Die Spieße auf einer heißen Platte 3 Minuten garen, umdrehen und weitere 3 Minuten weitergaren. Bereiten Sie ein Dressing vor, indem Sie 2 Esslöffel Öl mit 2-3 Knoblauchzehen erhitzen; 1 Esslöffel gehackte Petersilie, 1/2 Esslöffel gewürfelte Paprika und ein paar Scheiben Chilischote dazugeben, abschmecken, ausschalten und abkühlen lassen. Die Gewürze auf den Spießen verteilen und servieren.

SCHEIBEN LACHS

UND SENF-SAUER

Zeit 35 Min

Zutaten

Portionen für 6 Personen

600 g Lachsfilet

200 Gramm Sahne

Weizensenf

6 g Scheiben hausgemachtes Brot

Majoran

Gurke, Zitrone

Kapernblätter

Natives Olivenöl extra

rosa Pfefferkörner salzen

Vorbereitung

Für das Rezept mit Lachssteak und Senf-Sauerrahm die Brotscheiben mit etwas Öl einfetten, salzen und in der Pfanne auf jeder Seite ein paar Minuten rösten. Ein Blatt Alufolie auslegen, ein Blatt Backpapier darauflegen und zum Schluss das Lachssteak anrichten. Mit dem Saft von 1/2 Zitrone, rosa Pfeffer, Majoran und 5-6 Kapernblättern würzen. Die Folie verschließen und bei 200°C etwa 15 Minuten backen. Schlagen Sie die Sahne mit einem Handrührgerät mit einer Prise Salz, 1 Teelöffel Zitronensaft und 1 Esslöffel Senf auf. Den Lachs mit geröstetem Brot, Sauerrahm und Gurkenscheiben servieren.

OKTOPUS IM SALAT

Zeit 1h 30min

+ 30 Minuten Marinieren

Zutaten

4 Leute

600 g 1 frischer Oktopus

1 Zwiebel

1 Stange Sellerie

1 Karotte, Essig

1 Knoblauchzehe

Natives Olivenöl extra

Salz und Pfeffer

Kirschtomaten

Vorbereitung

Für das traditionelle Oktopussalat-Rezept bringen Sie einen Topf Wasser mit der ganzen Zwiebel, dem Sellerie und der Karotte zum Kochen. Wenn es kocht, tauchen Sie den Oktopus ein und nehmen Sie ihn sofort heraus; Wiederholen Sie den Vorgang 3-4 Mal, um die Tentakel zu kräuseln. Dann vollständig eintauchen und 40 Minuten kochen lassen. Schalten Sie das Gerät aus und lassen Sie den Oktopus im Wasser abkühlen. Lassen Sie es abtropfen und schneiden Sie es in kleine Stücke, sodass einige der schönsten Locken erhalten bleiben. Mit 3 EL Essig und der geschälten, entkernten und gehackten Knoblauchzehe würzen. 30 Minuten marinieren lassen. Zum Schluss mit Öl, Salz, Pfeffer und gehackter Petersilie würzen. Wenn Sie möchten, können Sie dazu auch einige in Spalten geschnittene Kirschtomaten servieren.

SEETEUFEL UND ROTE TRAUBEN

Zeit 1h 20min

Zutaten

Portionen für 6 Personen

1,5 kg Seeteufelscheibe

200 Gramm Speck

in dünnen Scheiben geräuchert

500 g rote Weintrauben

trockener Weißwein

Thymian, Butter

Salz, Pfeffer, Salbei

Vorbereitung

Für das Rezept für Seeteufel und rote Trauben entgräten Sie das Fischsteak, indem Sie einen Einschnitt entlang der Mittelgräte machen, und entfernen Sie es dann. Wickeln

das knochenlose Steak in den Speckscheiben, leicht überlappend; Den Seeteufel in eine Auflaufform oder Auflaufform legen, mit einem Zweig Salbei, Salz und Pfeffer würzen und bei 180°C im Umluftofen ca. 30 Minuten garen. Anschließend die Weintrauben waschen, mit 1/2 Glas Weißwein in die Pfanne geben und weitere zehn Minuten weitergaren. Wenn Sie den Garvorgang weiter überprüfen möchten, messen Sie mit einem Einstichthermometer die Kerntemperatur: Sie muss 64 °C erreicht haben. Den Seeteufel auf einen Servierteller geben, mit Alufolie abdecken und einige Minuten ruhen lassen. Bringen Sie die Pfanne mit der Kochflüssigkeit und den Weintrauben auf den Herd. Lassen Sie die Soße etwas einkochen, fügen Sie einen Klecks Butter hinzu und emulgieren Sie sie. Die Seeteufelsteaks mit der Soße servieren und mit ein paar Salbeiblättern und etwas Thymian garnieren.

DREI FARBIGE ZWIEBELN MIT KICHERERBSEN, BROT UND GETROCKNETE FRÜCHTE

Zeit 1h 30min

Zutaten

4 Leute

200 g gekochte Kichererbsen

60 g Vollkornbrot

30 g Pinienkerne

30 g Pistazien

30 getrocknete Tomaten in Öl

2 rote Zwiebeln

2 Kupferzwiebeln

2 weiße Zwiebeln

Natives Olivenöl extra

Salz, Pfeffer, Lorbeerblatt

Vorbereitung

Für das Rezept für dreifarbige Zwiebeln mit Kichererbsen, Brot und Trockenfrüchten kochen Sie die Zwiebeln in der Schale 20 Minuten lang in kochendem Salzwasser und lassen sie dann abtropfen. Kappen abschneiden und entleeren. Das gesamte erhaltene Fruchtfleisch hacken und in einer Pfanne mit 3-4 Esslöffeln Öl und den Brotwürfeln einige Minuten anbraten. Außerdem die abgetropften Kichererbsen, 2 Lorbeerblätter, Salz und Pfeffer hinzufügen und 3-4 Minuten kochen lassen. Pinienkerne und Pistazien ebenfalls hinzufügen und weitere 2 Minuten kochen lassen.

Schalten Sie den Mixer aus und pürieren Sie alles unter Schütteln, bis eine grobe Füllung entsteht. 2 weitere Esslöffel Öl hinzufügen und mit Salz und Pfeffer würzen. Die Zwiebeln mit der Füllung füllen und abwechselnd mit der Füllung auch die Kirschtomaten dazugeben. Mit etwas Öl einfetten und die Zwiebeln zusammen mit den Kappen 30–40 Minuten bei 180 °C backen.

THUNFISCH-ESKALO UND ROSA GRAPEFRUIT

Zeit 35 Min

Zutaten

Portionen für 4 Personen

4 Thunfischsteaks mit einem Gewicht von 150 g

3 rosa Grapefruits

Natives Olivenöl extra

Salz

1 Scheibe Brot

Pistazien

Sesamsamen

Vorbereitung

Für das Rezept für Thunfisch-Pink-Grapefruit-Schnitzel 3 Pink-Grapefruits schälen und die weiße Haut entfernen; Schneiden Sie sie in Runden. 4 Thunfischsteaks à 150 g in einer großen beschichteten Pfanne ohne Gewürze ca. 3 Minuten pro Seite braten. Zum Schluss salzen, aus der Pfanne nehmen und warm stellen. Gießen Sie den Saft einer viertel Grapefruit in die Kochflüssigkeit, fügen Sie Salz hinzu und kochen Sie, bis sich der Saft auf die Hälfte reduziert hat. Den Herd ausschalten und 4 Esslöffel Öl und die Grapefruitscheiben hinzufügen. Die geschnittenen Thunfischsteaks mit der Grapefruit servieren. Mit gerösteten Semmelbröseln sowie gehackten Pistazien und Sesamkörnern belegen. Mit frischem Kerbel dekorieren.

BISSEN LACHS IM SPECK MIT SÜSSSAUREM GEMÜSE

Zeit 40 Minuten + 1 Stunde Pause

Zutaten

4 Leute

600 g Trompeten-Zucchini

500 g frisches Lachsfilet

200 g Datterini-Kirschtomaten

30 g Pinienkerne

16 Scheiben Speck

1 Frühlingszwiebel, Zucker

Apfelessig, Salz

Natives Olivenöl extra

Vorbereitung

Für das Rezept für Lachshäppchen mit Speck und süß-saurem Gemüse die Frühlingszwiebel schälen und in Scheiben schneiden. Die Datteln waschen und halbieren. Die Zucchini waschen, in Scheiben schneiden und zusammen mit den Datterini-Tomaten, Frühlingszwiebeln und Pinienkernen in einer Pfanne bei starker Hitze mit etwas Öl 6-8 Minuten anbraten. Mit ein paar Teelöffeln Zucker und einer guten Prise Salz bestreuen. Das gut geröstete Gemüse auf ein Backblech geben, mit 2-3 EL Apfelessig bestreuen, das Blech mit Frischhaltefolie verschließen und eine Stunde ruhen lassen. Entfernen Sie die Haut vom Lachs und schneiden Sie das Filet in 16 etwa 35 g schwere Stücke. Mit einer Speckscheibe umwickeln und in einer Pfanne von allen Seiten kurz anbraten (das dauert mindestens 8-10 Minuten).

SCHWERTFISCHRÖLLCHEN MIT PAPRIKA UND ZUCCHINICREME

Zeit 1h

Zutaten

4 Leute

600 g 6 dünne Scheiben Schwertfisch

200 g Zucchini

150 g geriebener Pecorino

4 Scheiben Brot

Tomatenkonzentrat

süße Paprika

Schnittlauch, Thymian, Salz

Natives Olivenöl extra

Vorbereitung

Für das Rezept für Schwertfisch-Spoolies mit Paprika-Zucchini-Creme die Zucchini schälen, in Scheiben schneiden und anbraten

Geben Sie sie bei starker Hitze in eine Pfanne mit Öl, 1 Esslöffel Wasser, Salz und etwas Thymian. Sobald sie weich sind, die Eier verrühren. Die in Stücke geschnittenen Brotscheiben, 2-3 Esslöffel Tomatenmark, den Pecorino-Käse und ein paar Teelöffel Paprika in eine Schüssel geben und verrühren, bis eine Kugel entsteht; Teilen Sie es in 12 Kugeln. Die Schwertfischscheiben der Länge nach halbieren. Wickeln Sie die Mischungsbällchen in die 12 Schwertfischscheiben und schließen Sie die Spulen mit einer Schnittlauchschnur (alternativ Küchengarn verwenden). Die Rocchetti auf ein mit Backpapier ausgelegtes und mit Öl gefettetes Backblech legen, die Rocchetti ebenfalls einfetten, nur den Fisch salzen und bei 180°C 15-20 Minuten backen. Die Zucchinisauce auf den Tellern verteilen und die Schwertfischröllchen anrichten. Mit gemahlenem Pfeffer und Zucchiniblüten abschmecken.

KRÄUTER OMELETTE

Zeit 20 Min

Zutaten

Portionen für 6 Personen

12 Eier

200 g geriebener Parmesan

150g frische Sahne

Schnittlauch

Minze

Petersilie

Natives Olivenöl extra

Salz und Pfeffer

Vorbereitung

Für das Kräuteromelett-Rezept mischen Sie die Eier gerade so weit, dass sich Eigelb und Eiweiß vermischen: Durch langes Schlagen werden sie krümelig und die Konsistenz des Omeletts verliert an Zähigkeit. Parmesan, Sahne, Salz, Pfeffer und einen schönen Bund grob gehackter Kräuter hinzufügen. Gießen Sie die Mischung bei starker Hitze in eine große Pfanne und bedecken Sie sie mit einer dünnen Schicht heißem Öl. Wenn sich eine Kruste gebildet hat, reduzieren Sie die Hitze, decken Sie den Deckel ab und beenden Sie den Garvorgang, ohne ihn zu wenden. Sofort oder bei Zimmertemperatur servieren. In einem luftdichten Behälter im Kühlschrank aufbewahrt ist es auch am nächsten Tag haltbar.

HONIG-HÄHNCHEN MIT KNUSPRIGEM GEMÜSE MIT WACHOLDER

Zeit 1h 10min

Zutaten

4 Leute

1 kg farbige Karotten

2 Hähnchenschenkel

2 Hähnchenschenkel

Rosmarin, Wacholder

trockener Weißwein

Akazienhonig

Zucker

Apfelessig

Sonnenblumenöl

Natives Olivenöl extra

Salz und Pfeffer

Vorbereitung

Für das Rezept Honighähnchen mit knackigem Wacholdergemüse legen Sie das Hähnchen in eine Auflaufform mit 6 Zweigen Rosmarin, 1 Glas Wein und einer Prise Salz. Mit Frischhaltefolie verschließen, damit möglichst wenig Luft eindringt, und ca. 15 Minuten ruhen lassen. Dies trägt dazu bei, dass die Haut beim Kochen knusprig wird. Schälen Sie die Karotten und schneiden Sie sie dann der Länge nach in zwei Hälften. Schneiden Sie den spitz zulaufenden Teil mit einem Kartoffelschäler in Locken und den dickeren Teil in Stifte. Legen Sie die Bänder mit ein paar Eiswürfeln in kaltes Wasser, damit sie sich ein wenig kräuseln. Einen Topf mit Salzwasser zum Kochen bringen; 3 Esslöffel Apfelessig, 1 Esslöffel Wacholderbeeren und dann die Karotte hinzufügen

Sticks und 2 Esslöffel Zucker; 5 Minuten kochen lassen, dann die Bänder hinzufügen und weitere 3 Minuten kochen lassen. Lassen Sie sie abtropfen und würzen Sie sie, sobald sie abgekühlt sind, mit einem Schuss nativem Olivenöl extra, Salz und Pfeffer. Das Hähnchen in einer mit heißem Öl bestrichenen Pfanne anbraten, dann Rosmarin, Lorbeerblatt und 3 Esslöffel Marinade, 1/2 Glas Wasser und Salz hinzufügen. Reduzieren Sie die Hitze, wenden Sie die Keulen und Oberschenkel so, dass sie von allen Seiten aromatisiert werden, und lassen Sie sie dann zugedeckt mindestens 30 Minuten garen. Drehen Sie sie ab und zu um. Am Ende des Garvorgangs den Rosmarin entfernen. 2 Esslöffel Sonnenblumenkernöl und 1 Esslöffel Akazienhonig hinzufügen, so dass eine Art Emulsion entsteht; Das Hähnchen von allen Seiten damit bestreichen, die Stücke wenden und auf der anderen Seite bestreichen; Wieder auf hohe Hitze stellen und 4–6 Minuten bräunen.

MAKRELE MIT RUCOLA MIT KRÄUTER-OLIVEN-PESTO

Zeit 1h

Zutaten

4 Leute

90 g Olivenpastete

40 g gereinigter Rucola

4 Makrelenfische

2 Eier

Natives Olivenöl extra

Majoran

Salz

Vorbereitung

Für das Makrelen-Rezept mit Rucola-Kräuter-Oliven-Pesto die Eier hart kochen und nach dem Kochen 7 Minuten kochen lassen. Abkühlen lassen, schälen, das Eigelb herausnehmen und durch ein Sieb passieren, um die Mimose zu erhalten. Die Makrele putzen und filetieren; alle Stecker entfernen. Den Rucola mit 40 g Öl vermischen und mit weiteren 300 g Öl in einen Topf geben. Auf 60°C erhitzen und die Makrelenfilets darin einlegen. Lassen Sie sie 10–15 Minuten lang bei konstanter Temperatur kochen und schalten Sie sie dann aus. Die Olivenpastete mit 1 Esslöffel gehacktem frischem Majoran vermischen. Servieren Sie die vom Öl abgetropften und gesalzenen Filets mit dem Mimosenei, der Olivenpastete und ein paar frischen Rucolablättern.

HÜHNCHEN UND AUBERGINEN MIT SÜSS-SAUREM-KOMPOTT

Zeit 1h

Zutaten

6 Leute

1 kg 1 Huhn

14 reife, aber feste Aprikosen

2 Auberginen

eine halbe rote Zwiebel

Essig, Knoblauch

Natives Olivenöl extra

Zucker

Salz und Pfeffer

Vorbereitung

Für das Rezept für Hühnchen und Auberginen mit Süß-Sauer-Kompott öffnen Sie das Hähnchen in zwei Hälften und grillen es auf dem Grill von beiden Seiten, wobei Sie es leicht zerdrücken, etwa 20–25 Minuten pro Seite. Schneiden Sie die Auberginen der Länge nach in einige Zentimeter dicke Scheiben. Mit Knoblauch einreiben, mit Salz und Öl würzen und auf dem Grill 4 Minuten pro Seite braten. Öffnen Sie 6 Aprikosen und grillen Sie sie 2-3 Minuten pro Seite. Bereiten Sie ein süß-saures Kompott zu: Die rote Zwiebel hacken und in 1 Esslöffel Öl anbraten, 8 gewürfelte Aprikosen, 100 g Zucker, einen Spritzer Essig, einen Tropfen Wasser, Salz und Pfeffer hinzufügen und 20–25 Minuten kochen lassen . Das Hähnchen mit den gegrillten Auberginen und Aprikosen zum Kompott servieren.

ZUCCHINI-KRAPFEN UND RADIESCHENSALAT

Zeit 1h 50min

Zutaten

6 Portionen

200 g Mehl

200 g Zucchini

150 g Milch

30 g Sardellenfilets in Öl

10 g Semmelbrösel

5 g Bierhefe

20 Zucchiniblüten

6 Radieschen, 1 weiße Rübe

Honig, Zitrone

Frisches Oregano

Natives Olivenöl extra

Petersilie

Salz und Pfeffer

Vorbereitung

Für das Rezept für Zucchini-Küchlein und
Radieschen-Salat verrühren Sie das Mehl
mit leicht warmer Milch, zerbröselter Hefe
und einer Prise Salz, sodass ein sehr dicker
Teig entsteht. Zugedeckt ruhen lassen, bis
sich das Volumen verdoppelt hat (ca. 1
Stunde). Die Zucchini waschen und mit einer
Reibe mit großen Löchern reiben. Dann mit
dem Teig vermischen, auch 16 Blüten
dazugeben, putzen und in Streifen teilen.

Kochen Sie die Mischung in einer Pfanne mit 4 Esslöffeln Öl und gießen Sie daraus Pfannkuchen mit einem Durchmesser von etwa 10 cm. Kochen Sie sie etwa 2 Minuten pro Seite. Die Semmelbrösel mit 15 g Öl, den Sardellen, 10 g Honig, 35 g Zitronensaft, 40 g Wasser und ein paar Petersilienblättern mit einem Stabmixer zu einer Soße verrühren. Die weiße Rübe schälen und in sehr dünne Scheiben schneiden, die Radieschen halbieren. Die restlichen Zucchiniblüten dazugeben und mit Öl, Salz, Pfeffer und frischem Oregano würzen. Die Pfannkuchen mit Radieschensalat und Soße servieren.

ROHER KABELJAU

Zeit 25 Min

Zutaten

4 Leute

500 g entsalzter Kabeljau

400 g gemischte Tomaten

1 rosa Grapefruit

Zucker

Zitronenthymian

frische aromatische Kräuter

Natives Olivenöl extra

Salz, schwarzer Pfeffer

Vorbereitung

Den Kohl in dünne Scheiben schneiden. Legen Sie sie in eine Auflaufform und würzen Sie sie mit einem Schuss Öl, Zitronenthymian und schwarzem Pfeffer. Lassen Sie seinen Geschmack. Die Kirschtomaten in kleine Stücke schneiden. 3 Esslöffel Öl in einer Pfanne mit dem Zitronenthymian erhitzen. Braten Sie die Tomaten 5-6 Minuten lang an, bewegen Sie sie dabei, ohne sie zu zerdrücken. Eine Prise Salz und 1/2 Teelöffel Zucker hinzufügen. Zum Schluss den Saft einer halben Grapefruit und das Fruchtfleisch der anderen Hälfte hinzufügen, mit einem Löffel aufnehmen und in Stücke brechen. Die Kabeljauscheiben auf Kirschtomaten und Grapefruit anrichten und mit einem Schuss Öl, Pfeffer und frischen aromatischen Kräutern abschließen.

HÜHNERHÄHNCHEN MIT ZITRONE UND GRÜNER PFEFFER

Zeit 45 Min

Zutaten

4 Portionen

500 g Hähnchenbrust

2 Zitronen, eine Zwiebel

Sojasauce, frischer Ingwer

Salbei, Mehl, trockener Weißwein

gesalzene Kapern, Kerbel, Salz

Natives Olivenöl extra

getrockneter grüner Pfeffer

Vorbereitung

Die Zwiebel schälen und in kleine Stücke schneiden. In einem Topf 5 Minuten lang leicht anbraten, mit etwas Öl beträufeln und 10 g Ingwer hineinschneiden

Streifen und ein Salbeiblatt. Eine Zitrone schälen, in Spalten teilen und schälen; Einen Löffel grüne Pfefferkörner grob hacken und einen Löffel Kapern entsalzen. Die Hähnchenbrust in mundgerechte Stücke schneiden und 15 Minuten mit dem Saft einer Zitrone und zwei Esslöffeln Sojasauce marinieren. Das Hähnchen abtropfen lassen und mit Küchenpapier trocknen. Die Hähnchenteile mit Mehl bestäuben und in einer großen Pfanne mit einer dünnen Schicht Öl 5-6 Minuten anbraten, dann mit Salz würzen. Gießen Sie 3 Minuten lang ein Glas Wein in die Pfanne, in der Sie das Huhn gegart haben, fügen Sie dann die Zwiebeln und die Chicken Nuggets hinzu, vermischen Sie alles gut und kochen Sie es eine Minute lang. Das Hähnchen mit geschälten Zitronenspalten, Kapern und ein paar Kerbelblättern garniert servieren.

PANIERTE KOTELETTS UND PILZSALAT

Zeit 15 Min

Zutaten

4 Portionen

350 g 2 Scheiben Kalbsfilet

140 g geschnittene Champignons

50 g Mandelblättchen

50 g Semmelbrösel

2 Eier, Mehl

Fenchel, Zitrone

Erdnussöl

Natives Olivenöl extra

Pfeffer, Salz

Vorbereitung

Die Semmelbrösel mit den Mandelblättchen vermischen. Die Steaks im Mehl wenden, den Überschuss gut abschütteln, dann in den verquirlten Eiern und schließlich im Semmelbrösel mit den Mandeln wenden und etwas andrücken, damit es gut haftet. Braten Sie sie in einer passenden Pfanne in reichlich Erdnussöl auf jeder Seite ein paar Minuten lang an. Die Steaks auf Küchenpapier abtropfen lassen und trocken tupfen, um überschüssiges Öl zu entfernen. Mischen Sie einen Zweig Fenchel mit 3-4 Esslöffeln nativem Olivenöl extra, Salz, Pfeffer, abgeriebener Schale und dem Saft einer halben Zitrone, um ein aromatisches „grünes Öl" zu erhalten. Die Pilze mit diesem Öl und einer Prise Salz würzen und zu den Koteletts servieren.

SCHWERTFISCH MIT GEMÜSESALAT

Zeit 30 Min

Zutaten

2 Portionen

2 Scheiben Schwertfisch 1 cm dick

100 g grüne Bohnen

50 g rote Zwiebel

40 g Essig

10 rote und gelbe Kirschtomaten

5 Passionsfrüchte

Natives Olivenöl extra

Salz und Pfeffer

Vorbereitung

Die Schwertfischscheiben in einer Pfanne mit etwas Öl und einer Prise Salz 1–2 Stunden anbraten

Minuten pro Seite. Nehmen Sie es aus der Pfanne; Mit einem Blatt Küchenpapier abtupfen, wenn Sie überschüssiges Fett entfernen möchten. Die Zwiebel in Würfel schneiden und mit dem Essig und 5 EL Wasser in einen Topf geben. Nach dem Kochen 3 Minuten köcheln lassen; Schalten Sie es aus und lassen Sie es abkühlen. Die grünen Bohnen schälen und in kochendem Salzwasser 4 Minuten blanchieren, in kaltem Wasser abkühlen lassen und abtropfen lassen. Zum Schluss der Länge nach halbieren. Die Kirschtomaten in Spalten schneiden und die Kerne entfernen. Öffnen Sie die Passionsfrucht und sammeln Sie das Fruchtfleisch in einer kleinen Schüssel. Mit 2 Esslöffeln Öl vermischen und durch ein Sieb filtern, um die Kerne zu entfernen. Sammeln Sie die grünen Bohnen und Kirschtomaten in einer Schüssel und würzen Sie sie anschließend mit etwas Passionsfruchtsauce. Servieren Sie den Schwertfisch mit etwas Öl und Pfeffer und servieren Sie ihn mit dem Gemüse, den Zwiebelwürfeln,

GEBACKENE AUBERGINEN

Zeit 2h 40min

Zutaten

6 Portionen

3 Auberginen

150 g schwarze Oliven

70 g altbackenes Brot

50 g gereinigte gesalzene Sardellen

oder Sardellen in Öl

50 g gesalzene Kapern

2 reife Tomaten

eine Knoblauchzehe

Natives Olivenöl extra

getrockneter Oregano, Petersilie, Salz

Vorbereitung

Für das gebackene Auberginenrezept die Auberginen schälen und der Länge nach

halbieren; Schneiden Sie das Fruchtfleisch in ein Gitter, salzen Sie es großzügig und lassen Sie es eine Stunde lang mit dem Fruchtfleisch nach unten ruhen. Einen Zweig Petersilie hacken. Sardellen hacken. Das altbackene Brot zerkrümeln. Die Oliven entsteinen. Die Kapern entsalzen. Den Knoblauch hacken. Die Tomaten einige Sekunden in kochendem Wasser blanchieren, schälen, entkernen und in Würfel schneiden. Das zerbröckelte Brot mit Petersilie, Knoblauch, Kapern, Oliven, Sardellen, Oregano und Tomatenwürfeln würzen. Gut mischen. Waschen und trocknen Sie die nun gereinigten Auberginenhälften; Ordnen Sie sie in einer Auflaufform an und verteilen Sie das aromatische Brot und die zweite gewürfelte Tomate auf der Oberfläche. Mit Öl würzen und bei 160°C 60-70 Minuten backen. Heiß oder warm servieren, sie sind ein ausgezeichnetes Einzelgericht.

HUHN MIT KRÄUTERN

Zeit 1h

Zutaten

4 Portionen

1 kg Huhn

125 g Volljoghurt

100 g frischer Ziegenkäse

Knoblauch, Rosmarin

Estragon, Zitronenmelisse

Paprika, Butter

Natives Olivenöl extra

Pfeffer, Salz

Vorbereitung

Teilen Sie das Hähnchen in zwei Hälften, schneiden Sie es am Rücken entlang, entfernen Sie es und öffnen Sie es wie ein Buch. Ein paar Knoblauchzehen erhitzen

Mit der Schale zerdrückt, 2 Zweige Rosmarin, eine Prise Salz, ein paar Blätter Estragon und Zitronenmelisse in einer ofenfesten Pfanne mit einem Stück Butter und 2 Esslöffeln Öl anbraten. Das Hähnchen salzen und mit einem Teelöffel Paprika auf der Hautseite würzen, dann zu den scharfen Kräutern geben. Den ersten Teig auf der Hautseite 3-4 Minuten anbraten und dabei ein Gewicht darauf legen, damit er gut gepresst bleibt. Drehen Sie es um und lassen Sie es weitere 2 Minuten garen, dann stellen Sie es für 30–35 Minuten in den Ofen bei 200 °C. Den Joghurt mit dem frischen Ziegenkäse, einer Prise Salz, einem Teelöffel Öl und etwas Pfeffer verrühren. Servieren Sie diese cremige Sauce zum Huhn.

**GEDÄMPFTER KABELJAU
MIT AVOCADO UND
WASSERMELONENSAUCE**

Zeit 30 Min

Zutaten

Portionen für 4 Personen

600 g entsalzter und eingeweichter Kabeljau

200 g Wassermelonenmark

70 g Himbeeren

25 g Mandeln

1 Avocado

Wassermelone und

Himbeeren zum Garnieren

Natives Olivenöl extra

Salz und Pfeffer

Vorbereitung

Für das Rezept für gedämpften Kabeljau mit Avocado-Wassermelonen-Sauce das Wassermelonenmark mit den Himbeeren, einer Prise Salz und etwas Pfeffer vermischen. Filtern, um die Kerne zu entfernen, dann den Smoothie mit 2 Esslöffeln Öl emulgieren. Den Kohl in Scheiben schneiden und 7–8 Minuten dünsten. Die Mandeln in einer Pfanne leicht anrösten und mit einem Messer in Flocken schneiden. Schälen Sie die Avocado und schneiden Sie sie in Scheiben. Die Wassermelonen-Himbeer-Sauce auf Teller verteilen und Kabeljau, Avocado und Mandeln hinzufügen. Komplett mit Wassermelone, Himbeerstücken, einem Schuss Öl und Pfeffer.

ROTE GARNELEN UND PFIRSICH UND RICOTTA SALAT

Zeit 15 Min

+ 1 Stunde Marinierung

Zutaten

4 Portionen

12 Stück rote Garnelen

1 Stück Ricotta

350 g feines Salz

Zucker (150g

3 Pfirsiche

frischer Koriander

Zitrone

Natives Olivenöl extra

Vorbereitung

Für den roten Garnelen-Pfirsich-Salat mit Ricotta Salz und Zucker mischen; Legen Sie die Garnelen ganz und in der Schale in eine Auflaufform, bedecken Sie sie mit der Salz-Zucker-Mischung und lassen Sie sie 1 Stunde lang marinieren. Reinigen Sie sie zum Schluss von der Marinade. Die Pfirsiche in Stücke schneiden und mit dem Saft einer halben Zitrone, einem Schuss Öl, einer Prise Salz und ein paar Korianderblättern würzen. Ordnen Sie die Scampi auf einem Servierteller an (der Einfachheit halber können Sie die Schwänze schälen) und garnieren Sie sie mit Pfirsichen und Ricotta.

MAKEREFILETS MARINIERTE MIT ZITRONEN- UND SALBEIÖL

Zeit 1h 20min

+ 1 Stunde Marinade

Zutaten

4 Leute

850 g 8 Makrelenfilets

300 g natives Olivenöl extra

250 g weiße Spargelspitzen

80 g Radicchio

2 unbehandelte Zitronen

Salbei, Salz

Vorbereitung

Für das Rezept für in Zitronenöl und Salbei marinierte Makrelenfilets die Makrele putzen

Filets entfernen, dabei den Bauchteil entfernen. Legen Sie sie auf die Haut und schneiden Sie sie entlang des Mittelknochens auf beiden Seiten bis zur Haut ein. Falten Sie die Filets leicht, um die Hauptgräte hervorzuheben, und schneiden Sie sie mit einer Schere ab. Die Filets in einer Auflaufform anrichten. Mit der abgeriebenen Schale einer Zitrone, dem Saft von zwei Zitronen und Salz würzen. Mit Frischhaltefolie abdecken und 1 Stunde ruhen lassen. Die Spargelspitzen der Länge nach in je drei Scheiben schneiden und 20 Minuten dünsten. Erhitzen Sie das Öl mit einem schönen Salbeizweig und bringen Sie es auf 140 °C. Die Filets abtropfen lassen und die Marinade wegwerfen; Legen Sie sie zurück in die Pfanne und bedecken Sie sie mit dem heißen Öl. Lassen Sie sie ruhen, bis das Öl abgekühlt ist. Den Radicchio in einer Pfanne mit etwas Makrelenöl und einer Prise Salz 2 Minuten anbraten. Die Makrele mit Radicchio und Spargel servieren.

KICHERERBSEN-BURGER UND HANDWERKLICHER KETCHUP

Zeit 1h 30min

Zutaten

4 Portionen

Für Burger

230 Gramm Kartoffeln

375 g gekochte Kichererbsen

2 Eigelb, Salbei, Pfeffer, Salz

Natives Olivenöl extra, Für Ketchup

250 g Tomatenpüree,

80 g Zucker, 60 g Essig, Salz

Für die Chips 700 g Kartoffeln

extra natives Olivenöl, Salz

Vorbereitung

Kartoffeln in der Schale nach dem Kochen 30–35 Minuten in ungesalzenem Wasser kochen. Abgießen, schälen und pürieren. Die Kichererbsen grob pürieren und dann mit den Kartoffeln, Eigelb, 5 gehackten Salbeiblättern, einem Löffel Öl, Salz und Pfeffer vermischen. Aus der Mischung 4 Burger mit einem Ring (Durchmesser 7,5) formen. In einer Pfanne mit etwas Öl 15 Minuten lang anbraten und nach der Hälfte der Garzeit wenden. Bereiten Sie es vor, während Sie die Kartoffeln für die Burger kochen: Lassen Sie den Zucker 1-2 Minuten in einem Topf schmelzen, geben Sie bei ausgeschaltetem Herd den Essig hinzu und schalten Sie dann den Herd ein, um die entstandenen Klumpen aufzulösen. Tomatenpüree und 50 g Wasser hinzufügen und 8-10 Minuten kochen lassen. Schalten Sie das Salz aus. Schälen Sie die Kartoffeln, schneiden Sie sie in Stifte, waschen Sie sie in reichlich Wasser, um die Stärke zu entfernen, und trocknen Sie sie anschließend ab. In kochendem Öl 5-6 Minuten braten, auf Küchenpapier abtropfen lassen und salzen. Mit Burger und Soße servieren.

GEBRATENE LAMMKEULE MIT ARTISCHOCKEN

Zeit 2h 30min

Zutaten

4 Leute

1,2 kg 2 Lammkeulen

200 g Gemüsebrühe

4 Artischocken

1 kleine Zwiebel

1 Karotte, Rosmarin

Salbei, Minze, Pfeffer, Kreuzkümmel

Knoblauch, Mehl

Zitrone. Weißwein

Salz und Pfeffer

Natives Olivenöl extra

Vorbereitung

Für das Rezept „Lammkeule mit Artischocken" legen Sie die Keulen in eine Auflaufform und bestreuen sie mit Rosmarinnadeln und Salbeiblättern, Salz, Pfeffer, Kreuzkümmel, ein paar Scheiben Chilischote und einem Schuss Öl. Massieren Sie sie oben und unten ein, fügen Sie dann 1 Knoblauchzehe, die geschnittene Zwiebel, die geschälten Karottenscheiben, 1/2 Glas Wein und die Gemüsebrühe hinzu. Das Lamm bei 180 °C 10–12 Minuten backen, dann mit Alufolie abdecken und etwa 1 Stunde weitergaren. Decken Sie es ab und kochen Sie es eine weitere Stunde lang. Mischen Sie die Kochflüssigkeit, filtern Sie sie und reduzieren Sie sie dann etwa 10 Minuten lang. Fügen Sie 1 Esslöffel Mehl und 1 Esslöffel Öl hinzu, um die Sauce etwas anzudicken. Artischocken putzen und fein schneiden. Mit Öl, Salz, Zitrone und Minze würzen und mit den Keulen servieren.

HUHN MIT ZITRONE UND NEUN KAROTTEN IN PAPIER

Zeit 35 Min

Zutaten

4 Leute

360 g 2 ganze Hähnchenbrust

4 neue Karotten

2 unbehandelte Zitronen

Koriandersamen

frischer Koriander

Natives Olivenöl extra

Salz

Pfeffer

Vorbereitung

Für das in Folie gebackene Hähnchen mit Zitrone und neuen Karotten die Hähnchenbrüste von Knochen und Bindegewebe befreien und in zwei Teile teilen. Die Zitronen waschen und in Scheiben schneiden. Die Karotten schälen und in dünne Scheiben schneiden. Machen Sie kleine horizontale Einschnitte in die Brüste und legen Sie die Zitronenscheiben ein. Jede Brust zusammen mit den Karotten auf ein Blatt Backpapier legen; Mit Öl, Salz, Pfeffer und Koriandersamen würzen (etwas andrücken, um das Aroma freizusetzen). Die Päckchen verschließen und bei 180°C 15-17 Minuten backen. Die Päckchen aus dem Ofen nehmen, öffnen, mit frischen Korianderblättern belegen und servieren.

KARTOFFEL-SPINAT-FLEISCHBÄLLCHEN MIT LIMETTENSAUCE

Zeit 1h 20min

Zutaten

Portionen à 50 Stück

650 g Spinatblätter

600 g Kartoffeln mit weißem Fruchtfleisch

80 g Semmelbrösel

60 g Pistazienmehl

2 Stück Eier

1 Stück Schalotte

eine halbe Limette

Wasabipaste, Samenöl

Natives Olivenöl extra

Salz fein und in Flocken

Vorbereitung

Für das Limetten-Fleischbällchen-Rezept kochen Sie die ganzen Kartoffeln in der Schale etwa 35 Minuten lang; schälen, zerstampfen und mit den Semmelbröseln, 1 Ei und einer Prise Salz vermischen. Die Schalotte hacken und in einer Pfanne mit 2 Esslöffeln nativem Olivenöl extra einige Minuten anbraten; Den gehackten Spinat hinzufügen und 7-8 Minuten kochen lassen; Aus dem Kochwasser abgießen, abkühlen lassen und mit der Kartoffelmischung vermischen, dabei 20g beiseite legen. Aus der Masse runde Fleischbällchen à 15 g formen:

Sie werden ungefähr fünfzig haben. In Pistazienmehl wenden und in reichlich heißem Kernöl etwa 1 Minute und 30 Sekunden braten; Lassen Sie sie auf Küchenpapier abtropfen. Bereiten Sie eine Sauce zu, indem Sie den beiseite gestellten Spinat mit 1 Ei, einer Prise Salz, dem Saft einer halben Limette und 1 Teelöffel Wasabipaste vermischen und langsam 130 g Samenöl hinzufügen. Die Fleischbällchen mit Salzflocken würzen und mit der Soße servieren.

SCHWERTFISCH- SPARGEL CARPACCIO MIT HIMBEERSOSSE

Zeit 15 Min

Zutaten

4 Portionen

400 g Schwertfisch-Carpaccio

50 g Himbeeren

40 g Haselnüsse

8 grüner Spargel

Weißweinessig

frischer Koriander

Salz

Natives Olivenöl extra

Vorbereitung

Für das Schwertfisch-Spargel-Carpaccio mit Himbeersauce die Himbeeren mit 1 Esslöffel Essig, 2 Esslöffel Öl und einer Prise Salz zu einer Sauce verrühren. Schälen Sie den Spargel, um das harte Ende zu entfernen, schälen Sie die Stiele und schneiden Sie ihn dann mit einer Mandoline oder einem Kartoffelschäler der Länge nach in sehr feine Scheiben, sodass Streifen entstehen. Das Schwertfisch-Carpaccio gut verteilt auf den Tellern anrichten, die Spargelstreifen, die gehackten Haselnüsse, ein paar Korianderblätter und Tropfen Himbeersauce darauf verteilen.

EIER IN EINEM NEST VON LIME AGRETTI

Zeit 25 Min

Zutaten

4 Portionen

300 g gereinigte Agretti

4 frische Bio-Eier

Weißweinessig

schwarzer und weißer Sesam

Limette, Salz

Natives Olivenöl extra

Vorbereitung

Für das Limetten-Notgroschen-Rezept bringen Sie einen großen Topf Wasser mit 4 Esslöffeln Essig zum Kochen (Sie benötigen ihn zum Kochen der Eier). Die Agretti in einem Topf mit kochendem Salzwasser 3–4 Minuten kochen.

Schlagen Sie vorsichtig ein Ei in eine kleine Schüssel. Verwenden Sie sehr kalte Eier aus dem Kühlschrank. Reduzieren Sie die Hitze unter der Pfanne und erzeugen Sie durch Rühren mit einem Löffel einen Wirbel. Gießen Sie ein Ei in die Mitte, indem Sie es aus der Schüssel schieben. Rühren Sie vorsichtig weiter, damit das Eiweiß das Eigelb umhüllen kann. Nach einigen Sekunden, ohne das erste Ei zu entfernen, wiederholen Sie die gleichen Vorgänge nach und nach mit den anderen Eiern und kochen Sie sie zusammen 3 Minuten lang. Das Wasser sollte nur zittern, niemals kochen. Die Agretti mit etwas Öl und einer Prise Salz auf den Tellern würzen, kleine Nester formen und ein pochiertes Ei in die Mitte legen. Komplett mit Sesamkörnern, einigen Segmenten und abgeriebener Limettenschale.

HÜHN CACCIATORA MIT MAJORAN UND LIMETTE

Zeit 1h 30 min

Zutaten

6 Leute

6 Hähnchenschenkel (Freilandhühner)

800 g geschälte Tomaten mit ihrem Saft

1 rote Zwiebel

1 Knoblauchzehe

trockener Weißwein

Rosmarin, Majoran

Natives Olivenöl extra

Salz, Pfeffer, Limette

Vorbereitung

Für das Hühnchen-Cacciatore-Rezept mit Majoran und Limette die Zwiebel schälen und grob schneiden. In einem großen Rondo mit 3-4 EL Öl, dem Knoblauch mit Schale, etwas Rosmarin und Majoran 2 Minuten anbraten. Die Hähnchenschenkel dazugeben und bei starker Hitze 7-8 Minuten lang anbraten, dabei von beiden Seiten gut bräunen; würzen Sie sie mit Salz und Pfeffer. Dann mit 1 Glas Weißwein vermischen, 2 Minuten verdampfen lassen und dann den Saft einer Limette hinzufügen. Die Tomaten in einer Schüssel mit den Händen zerdrücken, sodass eine Art sehr grobes Püree entsteht, und alles zum Hähnchen geben. Reduzieren Sie die Hitze, decken Sie den Deckel leicht ab und kochen Sie ihn etwa 50 Minuten lang. Überprüfen Sie von Zeit zu Zeit den Garzustand des Hähnchens. Wenn Sie feststellen, dass die Flüssigkeit zu stark verdampft ist, fügen Sie etwas heißes Wasser hinzu. Komplett mit frischem Majoran, reichlich abgeriebener Limettenschale und garniert mit Rosmarinblüten.

GEFÜLLTE ARTISCHOCKEN

Zeit 1h 10min

Zutaten

4 Leute

190 g Zucchini

60 g frischer Pecorino

20 g Frühlingszwiebel

4 große Artischocken

4 Scheiben Brot

Knoblauch, Petersilie

Natives Olivenöl extra

Salz, Pfeffer, Zitrone

Vorbereitung

Für das Rezept für gefüllte Artischocken reinigen Sie die Artischocken, indem Sie die harten Außenblätter entfernen. Öffnen Sie sie, indem Sie hineingraben, um Platz für die Füllung zu schaffen. Behalten Sie auch einen Teil der Stiele, geschält, während Sie das Herz behalten. In einem Topf 2 Liter Wasser mit 100 g Öl, einem Zweig Petersilie, 2 leicht zerdrückten Knoblauchzehen mit Schale und 1/2 Zitrone, leicht ausgepresst, zum Kochen bringen. Kochen Sie die Artischocken, indem Sie sie im Ganzen etwa 20 Minuten lang in dieses aromatische Wasser tauchen. Abtropfen lassen, kopfüber auf ein Tablett legen und abkühlen lassen. In der Zwischenzeit die Zucchini putzen und waschen.

Entfernen Sie die Kruste von den Brotscheiben, pürieren Sie sie zusammen mit einer Handvoll Petersilienblättern in einem Zerkleinerer und geben Sie sie zusammen mit dem geriebenen Pecorino und dem grünen Teil der Zucchini in eine Schüssel. Reiben Sie so lange, bis Sie den zentralen Stein erreichen, auf dem sich die Kerne befinden. die Sie löschen können. Die Herzen der Artischockenstiele hacken und in die Schüssel geben. Die Frühlingszwiebel hacken und ebenfalls hinzufügen, mit 2 EL Öl, Salz und Pfeffer verfeinern. Alles vermischen, um die Füllung zu verbinden. Ordnen Sie die Artischocken auf einem Tablett an (an den vier Ecken positioniert, damit sie leichter geschlossen und in Form bleiben. Wenn sie dazu neigen, sich zu weit zu öffnen, binden Sie sie mit Küchengarn zusammen). Füllen Sie sie mit der Füllung, fetten Sie sie mit etwas Öl ein und backen Sie sie etwa 10 Minuten lang bei 180 °C.

AUBERGINENKUCHEN

Zeit 1h 30 min

Zutaten

4-6 Portionen

400 g pflanzlicher Streichkäse

180 g Vollkorncroutons

150 g Kirschtomaten

150 g Naturtofu

10 entkernte Pflaumen

2 gestreifte Auberginen

Korianderpulver

Kreuzkümmelpulver, Erdnussöl

Natives Olivenöl extra

Pfeffer, Salz, Basilikum

Vorbereitung

Für das Auberginenkuchen-Rezept schneiden Sie eine Aubergine in einige Zentimeter große Scheiben, legen sie auf ein mit Backpapier ausgelegtes Backblech und backen sie 25 Minuten lang bei 200 °C, lassen Sie sie dann abkühlen und geben Sie Salz hinzu. Die Vollkorn-Croutons mit den Pflaumen und einer Prise Salz vermischen. Mischen Sie den Naturtofu und den Gemüsekäse mit einem halben Teelöffel gemahlenem Kreuzkümmel, einem halben Teelöffel gemahlenem Koriander, einer Prise Salz und einer Prise Pfeffer. Eine Springform (20 cm Durchmesser) mit Backpapier auslegen und die erste Schicht mit den Croutons und den gehackten Pflaumen auslegen und gut flach drücken, bis ein kompakter Boden von etwa einem halben Zentimeter Dicke entsteht.

Machen Sie eine zweite Schicht mit der Hälfte des pürierten Tofus, dann eine mit den Auberginenscheiben und 50 g halbierten Kirschtomaten. Mit einer letzten Schicht Tofupüree bedecken und bei 180 °C 35–40 Minuten backen, bis die Oberfläche goldbraun wird. Die restlichen Kirschtomaten in einer Pfanne mit etwas nativem Olivenöl extra einige Minuten anbraten. Die andere Aubergine in sehr dünne Scheiben schneiden und in reichlich Erdnussöl anbraten, bis sie anfangen zu bräunen, dann mit Küchenpapier trocknen (Auberginenchips). Den Kuchen mit Auberginenchips, gebratenen Kirschtomaten und ein paar Basilikumblättern dekorieren.

SÜSS-SAURE PUTENWÜRFEL UND FRÜCHTE

Zeit 45 Min

Zutaten

Portionen für 6-8 Personen

800 g gewürfeltes Putenfleisch

500 g neue Kartoffeln

12 frische (oder kandierte) Kirschen.

8 Aprikosen

Roséwein, Knoblauch

Rosmarin, Minze

gehackte Pistazien

Butter, Salz

Natives Olivenöl extra

Vorbereitung

Für das Rezept für süßsaure Puten- und Fruchtwürfel Kartoffeln waschen und sehr dünn schneiden, abspülen, in kochendem Salzwasser blanchieren, abtropfen lassen und trocknen. In einem Stück Butter mit einem Zweig Rosmarin und 1 Knoblauchzehe samt Schale einige Minuten anbraten. Die Aprikosen halbieren und in einer Pfanne mit einem Stück Butter anbraten; Sobald sie zu karamellisieren beginnen, 1 Glas Passito-Wein hinzufügen und die Flüssigkeit reduzieren, bis eine sirupartige Konsistenz entsteht. Vom Herd nehmen und die Kirschen hinzufügen. Die Putenwürfel in einer anderen heißen Pfanne mit einer dünnen Schicht Öl anbraten; Zum Schluss mit der Aprikosensauce bestreichen und die Früchte dazugeben. Servieren Sie es mit Kartoffeln, ergänzt mit Minzblättern und Pistazien.

GARNELEN, KARTOFFEL UND LAUCH- CREME SOWIE MANDARINENREDUKTION

Zeit 1h 20min

Zutaten

4 Leute

1 kg Mandarinen

600 g Kartoffeln

500 g Lauch

20 Garnelen, Kerbel

Natives Olivenöl extra

Gleichgewicht, Pfeffer

Vorbereitung

Für das Garnelen-Kartoffel-Lauch-Mandarinen-Reduktionsrezept die Kartoffeln schälen und in kleine Stücke schneiden. Reinigen Sie den Lauch und entfernen Sie dabei die äußersten Schalen, den letzten Bart und den grünen Teil. Schneiden Sie es zunächst der Länge nach in zwei Hälften und schneiden Sie es dann in dünne Scheiben. Kartoffeln und Lauch in einer Pfanne mit ein paar Esslöffeln Öl bei starker Hitze einige Minuten anbraten, mit Salz und Pfeffer würzen; Mit Wasser bedecken, dann die Hitze reduzieren und etwa 20 Minuten weiterkochen, bis die Flüssigkeit fast vollständig aufgesogen ist. Alles verrühren, bis eine Creme entsteht. Mandarinen schälen und entsaften (ergibt ca. 600 g). Lassen Sie die Mischung mindestens 20–30 Minuten auf dem Herd köcheln, bis eine Soße mit Sirupkonsistenz entsteht. Vom Herd nehmen und sieben. Garnelen putzen und schälen; Mit Öl und Salz würzen und in einer beschichteten Pfanne 1 Minute lang abtropfen lassen, dann umdrehen und eine weitere Minute kochen lassen. Die Kartoffel-Lauch-Creme auf den Tellern verteilen, die Garnelen darauf legen,

HÜHNERFILETS MIT SENFBUTTER

Zeit 40 Min

Zutaten

Portionen für 4 Personen

800 g Knurrhahnfilets

30 g Senf

Brühe oder Fischfond

1 Gurke, 1 Tomate

1 Schalotte, trockener Weißwein

Zitrone, Butter

Chilipulver

Natives Olivenöl extra

Salz und Pfeffer

Vorbereitung

Um die Knurrhahnfilets mit Senfbutter zuzubereiten, vermischen Sie 75 g weiche Butter mit dem Senf, dem Saft einer halben Zitrone und der Chilischote nach Geschmack. Die Gurke schälen und in 4-5 mm große Stücke schneiden. Die Tomate blanchieren, schälen und ebenfalls in Würfel schneiden. Alles weniger als 1 Minute blanchieren, abtropfen lassen und mit einem Schuss Öl, Salz und Pfeffer würzen. Die Knurrhahnfilets mit der Senfbutter einmassieren und 30 Minuten im Kühlschrank ruhen lassen. Die Schalotte hacken und mit einem Stück Butter leicht anbraten, mit 1/2 Glas Weißwein vermischen, verdampfen lassen, dann 1 Kelle Brühe hinzufügen und reduzieren, bis eine cremige Soße entsteht. Die Knurrhahnfilets in einer weiteren heißen Pfanne mit der Butter aus der Marinade anbraten. Mit Tomate und Gurke servieren und alles mit der Schalottensauce würzen.

FISCH AUF DREI ARTEN

Zeit 1h, Zutaten

4 Portionen, 1 kg Saibling

sauber und entkernt

Marder, Rosmarin

Petersilie, Zitrone

erneut gemahlener Hartweizen

Getreidegrieß, Gemüsebrühe

Natives Olivenöl extra

Erdnussöl, Salz, Pfeffer, Essig

Vorbereitung

Für Fisch gibt es drei Möglichkeiten: Den Saibling abspülen und trocknen. Schneiden Sie es in drei Teile Teile, knapp über dem Schwanz und knapp unter dem Kopf. Den mittleren Teil mit Rosmarin, Majoran und Petersilie, Zitronenscheiben, Salz und Pfeffer füllen; Fetten Sie die Oberfläche mit etwas nativem Olivenöl extra ein, wickeln Sie das

Steak dann in Backpapier ein und binden Sie
es wie einen Braten mit Küchengarn
zusammen. In einer Pfanne mit etwas
nativem Olivenöl extra etwa 3 Minuten
anbraten und dabei wenden, sodass die
gesamte Oberfläche braun wird. Den Braten
im Ofen bei 180°C etwa 20 Minuten garen.
Binden Sie den Kopf mit einer Schnur
zusammen oder wickeln Sie ihn in
Baumwollgaze und binden Sie ihn dann
zusammen, um das Fruchtfleisch kompakt
und in Form zu halten. Tauchen Sie LA in
2,5 Liter Gemüsebrühe, angesäuert mit 1
Esslöffel Essig; ca. 15 Minuten leicht köcheln
lassen. Den Schwanz im Grieß bemehlen und
durch Eintauchen in reichlich, nicht zu
heißes Erdnussöl (160°C) 6-8 Minuten
braten; Lassen Sie es auf Küchenpapier
abtropfen. Stellen Sie den Fisch wieder
zusammen, indem Sie die gekochten Teile
auf drei verschiedene Arten kombinieren,
und servieren Sie ihn nach Belieben mit
Saucen und Zitronenscheiben.

GEBRATENER KABELJAU UND RADIESCHEN MIT GRÜNER MAYONNAISE

Zeit 35 Min

Zutaten

4 Portionen

1 Kabeljaufilet vom Atlantik

250 g Mayonnaise

8 Stück Dornen, 3 Eier, Milch

3 eingelegte grüne Chilischoten

2 Sardellen in Öl

eingelegte Kapern

gehackte Petersilie

Mehl, Salz, Sojasauce

Semmelbrösel, Erdnussöl

Vorbereitung

Die Radieschen schälen und halbieren. Die
Eier mit 10 g Milch und 1 Esslöffel Sojasauce
verquirlen. Das Kabeljaufilet mit Mehl
bestäuben und zuerst in den verquirlten
Eiern und dann in den Semmelbröseln
wenden; Wiederholen Sie die Vorgänge ein
zweites Mal. Den Kabeljau in reichlich
heißem Erdnussöl 6-8 Minuten braten.
Tauchen Sie die Radieschen ebenfalls in das
Mehl, die verquirlten Eier und schließlich in
die Semmelbrösel und braten Sie sie 1
Minute lang im Erdnussöl an. Die grünen
Chilischoten, eine Handvoll Kapern und die
Sardellen hacken und mit der Mayonnaise
vermischen und 2 Esslöffel gehackte
Petersilie hinzufügen. Servieren Sie es mit
Kabeljau und Radieschen.

RÖLLEN, ARTISCHOCKEN MIT MINZE, UND BLUMENKOHLCREME

Zeit 1h 20min

Zutaten

4 Leute

700 g 12 dünne Scheiben

Rinderfilet

500 g Blumenkohl

12 Scheiben Käse

12 Scheiben Speck

4 Artischocken, Zitrone

Minze, Samenöl

Natives Olivenöl extra

Salz und Pfeffer

Vorbereitung

Für das Rezept für Artischockenröllchen mit Minze und Blumenkohlcreme den Blumenkohl putzen und in Stücke schneiden; Kochen Sie es in einer Pfanne mit ein paar Löffeln nativem Olivenöl extra bei starker Hitze einige Minuten lang, bedecken Sie es dann mit Wasser, reduzieren Sie die Hitze, würzen Sie es mit Salz und Pfeffer und kochen Sie es weitere 20 Minuten lang, bis die Flüssigkeit verkocht ist nicht nahezu vollständig absorbiert werden. Mischen, bis eine Creme entsteht. Artischocken putzen, in Scheiben schneiden und mit einem Spritzer Zitronensaft in Wasser tauchen. Lassen Sie sie abtropfen und kochen Sie sie in einer Pfanne mit einem Schuss nativem Olivenöl extra 4-5 Minuten lang, würzen Sie sie mit Salz und würzen Sie sie mit 3-4 gehackten Minzblättern. 1 Glas Wasser hinzufügen und 7-8 Minuten weiterkochen.

Die Rindfleischscheiben mit Öl, Salz und Pfeffer würzen; Jeweils eine Speckscheibe und eine der dünnen Scheiben auf das erste Viertel legen, dann verschließen, indem man zunächst die Seitenklappen nach innen faltet und die Scheibe dann zu einer Rolle aufrollt. Die Brötchen leicht salzen und in einer Pfanne mit etwas nativem Olivenöl extra 5 Minuten anbraten; wenden und weitere 5 Minuten weitergaren. In den heißen Ofen geben und bei 180 °C 7–8 Minuten fertig garen. 30 g Minzblätter mit 80 g Samenöl mit einem Mixer vermischen und 5 Minuten bei etwa 60 °C erhitzen. Sieben Sie es, lassen Sie es abkühlen und würzen Sie die Artischocken. Die Brötchen mit Blumenkohlcreme und Minzartischocken servieren.

GEBRATENE HÜHNCHENHÄHNCHEN MIT WÜRZIGEM GUACAMOLE

Zeit 35 Min

Zutaten

4 Portionen

400 g Hähnchenbrust

200 g Semmelbrösel

100 g 00-Mehl

5 g frischer Koriander

3 Dateien

2 reife Avocados

2 Bio-Eier

eine frische Paprika

Erdnussöl, Salz

Vorbereitung

Für das Rezept für frittierte Chicken Nuggets mit würziger Guacamole bereiten Sie die Guacamole zu, indem Sie das Avocadomark in Würfel schneiden. Den Saft von 2 Limetten, die fein gehackte Chili und den Koriander sowie eine Prise Salz hinzufügen. Die Hähnchenbrust in 3x3 cm große Würfel schneiden. Die Eier mit einem Löffel Wasser verquirlen. Tauchen Sie die Hähnchenwürfel in das Mehl, dann in die verquirlten Eier und zum Schluss in die Semmelbrösel. Das Hähnchen in reichlich Öl 2-3 Minuten braten, bis es eine schöne goldene Farbe annimmt. Die Häppchen salzen und heiß servieren, mit Limettenscheiben garniert und mit Guacamole begleitet.

LACHS UND KARTOFFELN

AROMATISCHES PAPIER

Zeit 1h

Zutaten

4 Portionen

600 g frisches Lachsfilet

300 Gramm Kartoffeln

ein Eigelb

ein Fenchel

weißer Wermut

Dill, Senf

Zitrone, Erdnussöl

Natives Olivenöl extra

Pfeffer, Salz

Vorbereitung

Für das Rezept „Lachs und Kartoffeln in Aromafolie" die Kartoffeln etwa 30 Minuten kochen, abgießen, abkühlen lassen und in mindestens 5 mm dicke Scheiben schneiden. Entfernen Sie die Haut vom Lachs und prüfen Sie, ob keine Gräten vorhanden sind. ggf. mit einer Pinzette entfernen. Ordnen Sie die Kartoffelscheiben auf einem großen Blatt Backpapier an, legen Sie das Lachssteak darauf und würzen Sie es mit Salz, Pfeffer, einem Schuss Wermut, einem Schuss nativem Olivenöl extra und geriebener Zitronenschale. In Folie verschließen und bei 230°C etwa 15 Minuten backen. Schälen Sie den Fenchel, schneiden Sie ihn in sehr dünne Scheiben und tauchen Sie ihn dann etwa zehn Minuten lang in kaltes Wasser, damit er sich kräuselt und knusprig wird.

Zum Schluss abtropfen lassen und mit nativem Olivenöl extra, Salz und Pfeffer würzen. Bereiten Sie eine Mayonnaise zu, indem Sie das Eigelb mit einem guten Teelöffel Senf, dem Saft einer halben Zitrone, einer Prise Salz und 100 g Erdnussöl langsam verrühren. Zum Schluss einen großzügigen Zweig gehackten Dill hinzufügen und mit einem Löffel vermischen. Die Folie aus dem Ofen nehmen, die Kartoffeln und den Lachs auf einer Servierplatte anrichten, mit gehacktem Dill bestreuen und mit gewürztem Fenchel und Mayonnaise servieren.

SCHLUSSFOLGERUNG

Lieber Leser, wir sind am Ende dieser aufregenden Reise durch die Geheimnisse der Blue Zone-Diät von 2024 angelangt. Es war mir eine Ehre, Sie auf diesem Weg zu einem gesünderen, längeren und glücklicheren Leben zu begleiten. Wir hoffen, dass die Informationen und Ratschläge auf diesen Seiten Sie inspiriert und motiviert haben, positive Veränderungen in Ihrem Leben vorzunehmen. Wir möchten Ihnen aufrichtig dafür danken, dass Sie sich die Zeit und Aufmerksamkeit genommen haben, unser Buch zu lesen. Wir hoffen, dass Sie die Informationen nützlich fanden und sie in Ihrem täglichen Leben anwenden werden, um Ihre allgemeine Gesundheit und Ihr Wohlbefinden zu verbessern.

Wenn Ihnen das Buch gefallen hat und Sie
das Gelernte nützlich fanden, bitten wir Sie,
eine Rezension abzugeben. Ihre Meinung ist
für uns und andere potenzielle Leser, die
daran interessiert sein könnten, die Welt der
Blue Zone-Diät zu erkunden, äußerst wichtig
für Ihre Unterstützung und dafür, dass Sie
Teil dieser Gemeinschaft sind, die sich der
Gesundheit und dem Wohlbefinden
verschrieben hat. Wir wünschen Ihnen alles
Gute auf Ihrem Weg zu einem Leben voller
Vitalität, Freude und Langlebigkeit. Mit
bestem Dank,

[KLARLOCK]